rowohlt
POLARIS

Maja Peter

Seelenfrieden

Eine Suche

Rowohlt Polaris

Originalausgabe
Veröffentlicht im Rowohlt Taschenbuch Verlag,
Reinbek bei Hamburg, Dezember 2017

Umschlaggestaltung und Motiv
Hauptmann & Kompanie Werbeagentur, Zürich
Typografie Farnschläder & Mahlstedt, Hamburg
Schrift Swift Neue LT Pro
Druck und Bindung CPI books GmbH,
Leck, Germany
ISBN 978 3 499 63213 6

Inhalt

Nach dem Seelenfrieden suchen

Was ist Seelenfrieden?
Wer erlebt Spiritualität?
Wo führt sie hin?

Mit sich und der Welt im Reinen sein, sich entfalten und vertrauen können: Das wünschen sich wohl die meisten Menschen. Doch vielen scheint diese Art des Friedens und des Urvertrauens unerreichbar. Mir ging es jedenfalls so.

Eines Tages erkannte ich jedoch, dass der Seelenfrieden mir näher ist, als ich dachte: Ich fand ihn in der Stille, im selbstvergessenen Tun, beim Schreiben und beim Betrachten von Kunst, im Verneigen, in der Natur. Zunächst durch Yoga und Meditation, später durch christliche Mystik wurde mir bewusst, dass ich mit etwas in Berührung bin, das man als Gott bezeichnen könnte oder als Spiritualität.

Aber was ist das, Spiritualität? Sie in Worte zu fassen ist unmöglich. Sie lässt sich erahnen, erfahren, ist sprachlich aber nicht greifbar. Trotzdem versuche ich in diesem Buch, sie zu beschreiben. Ich möchte Sie, liebe Leserinnen und Leser, damit ermutigen, Ihren eigenen Zugang zur Spiritualität zu finden. Sie ist nichts Exklusives für Gläubige oder Auserwählte. Jeder kann damit in Berührung sein und erfahren, wie heilsam sie sein kann. Je nach Situation wirkt Spiritualität erweiternd, verbindend, verändernd, klärend, erhellend, aufrüttelnd oder beruhigend. Sie wahrzunehmen ist wie eine

Pause im Leistungsstress, im Ungenügen, im Festgefahrenen. Spiritualität lässt uns erkennen, was uns jenseits von Erwartungen und Prägungen ausmacht. Sie lässt uns spüren, dass wir nicht erst dann liebenswürdig und wertvoll sind, wenn wir etwas anstreben und verbessern, sondern dass wir es ohnehin sind. Spiritualität ist das Entdecken des Seelenfriedens in uns.

Jahrhundertelang beanspruchte die Kirche Exklusivität darauf. Noch heute reden viele Pfarrerinnen, Kirchenfunktionäre und Theologen spöttisch von «esoterischem Lifestyle», wenn es um nichtkirchliche Spiritualität geht. Doch es gibt keine richtige oder wahre Spiritualität, keinen falschen Seelenfrieden. Spiritualität kann verschieden erfahren werden, und sie wird verschieden erfahren. Vom einen beim Joggen im Wald, von einer anderen auf der Yogamatte, vom Dritten in einem Konzert oder beim Abendmahl in der Kirche.

Trotz dieser Vielfalt gibt es über Religionsgrenzen hinaus Beschreibungen von spirituellem Erleben, die sich gleichen – sogar dann, wenn die Vorstellungen von Göttlichem verschieden sind. Das Wahrnehmen von etwas, das über Verstand, Gefühl und Vorstellungskraft hinausgeht, scheint demnach zum Menschen zu gehören wie Atmen und Denken. Die einen sind sich dessen bewusst, andere nicht. Die einen bezeichnen dies als Spiritualität, andere als Kunst oder Natur, dritte haben dafür keine Worte.

Doch wie findet man Zugang zu spirituellen Erfahrungen? Wie soll man damit umgehen? Was lehren sie? Und was bedeutet es, wenn dieses Erleben plötzlich weg ist? Auf diese Fragen suchen Mystiker aller Religionen Antworten. In ihren Schriften versuchen sie zu beschreiben, wie sich spirituelle Erfahrungen zeigen, welche Phasen ausgemacht werden können und wie Spiritualität in den Alltag hineinwirkt.

Viele dieser Texte stammen von Männern und Frauen, die vor 500 bis zu 2500 Jahren gelebt haben. Sie sind nicht nur in alten Sprachen verfasst, sondern in Gesellschaften entstanden, die anders funktionierten als unsere. Deshalb ist es oft nicht leicht, ihre Schriften zu verstehen. Was meinen Mystiker zum Beispiel, wenn sie von «Gottesschau» oder von der «Befreiung von Begierden» schreiben? Was ist «Demut»? Warum soll man auf der Suche nach Erkenntnis das eigene Denken beobachten? Was geschieht, wenn man sich still hinsetzt und auf den Atem konzentriert? Warum ist das zu empfehlen?

Auch die Bibel und die systematische Theologie, also das wissenschaftliche Reden über Gott, auf das sich die Kirchen stützen, beruhen auf uralten Sprachen, historischen Denkweisen und überlieferten Ritualen. Weil die kirchlichen Traditionen und Glaubensmaximen sprachlich kaum an heutige Lebensauffassungen angepasst beziehungsweise übersetzt werden, verstehen und glauben viele sie nicht mehr. Welcher aufgeklärte Mensch kann zum Beispiel leibliche Auferstehung nach dem Tod nachvollziehen? Wer glaubt angesichts eigener Lebenskrisen, dass ihm der gekreuzigte Jesus alles Leid abnimmt? Wer zweifelt angesichts von Terroranschlägen, Umweltkatastrophen und Epidemien nicht an der Allmacht eines gütigen Gottes?

Ich bin den Glaubensmaximen und der kirchlichen Vermittlung von Religion gegenüber skeptisch bis ablehnend eingestellt. Aus dieser Skepis heraus versuche ich im vorliegenden Buch, die christliche Lehre so ins Heute zu übersetzen, dass sie nicht als veraltet oder als zu dogmatisch abgelehnt werden muss, sondern etwas aussagt über unser Dasein. Ich bemühe mich in meinen Nachforschungen und Interpretationen um Verständnis für die christliche Tradition, suche nach Verbindungen zu meinen spirituellen Erfahrungen und nehme mir dabei die Freiheit, kirchliche Dogmen zu hinterfragen und zu kritisieren. Dass ich die Philosophie von Yoga sowie Buddhas Lehre in die Überlegungen einbeziehe, hat mit meinem Austauschjahr in Thailand als Jugendliche und mit meiner Freude am Yoga zu tun. Denn erst durchs Yoga kam ich darauf, dass ich ein spiritueller Mensch bin. Die Kirche hat mir diesen Zugang nicht vermittelt.

Damit bin ich nicht alleine. Viele Menschen fühlen sich in ihrem Bedürfnis nach Spiritualität, Lebenssinn und Seelenfrieden von der Kirche nicht abgeholt. Deshalb suchen sie in anderen religiösen Traditionen und in anderen Tätigkeiten danach. Dagegen spricht nichts – außer vielleicht, dass es Gurus gibt, die ihre moralischen Überzeugungen autoritär durchzusetzen versuchen und man auch bei anderen Tätigkeiten immer wieder an seine Grenzen stößt. In der eigenen Religion sind einem die Dogmen und gesellschaftlichen Zwänge einfach bewusster als in einer fremden. Das erzeugt Reibungsfläche – was gut ist.

Spiritualität fordert den Umgang mit Grenzen, Glaubenssätzen, Unsicherheit und Zweifeln heraus. Sie ist nichts Kuscheliges, nichts Sicheres, sondern ruft dazu auf, aufrichtig zu sein mit sich, wahrhaftig. Dies bedeutet unter anderem, die eigenen spirituellen Erfahrungen unabhängig von Gurus, Meistern, Pfarrerinnen und Buchautorinnen wichtig zu nehmen.

Dieses Buch soll einladen, den eigenen Seelenfrieden zu erkunden.

Von der Taufe zum Befremden

Wie glaubt man als Kind? Wie als Teenagerin und junge Erwachsene? Zu meiner religiösen Entwicklung gehörten Märchen, Sonntagsschule, freikirchliche Lehrerin, Konfirmation, Leben in einem buddhistischen Land, Kirchenskepsis. Sie verlief unspektakulär und war im Rückblick dennoch prägend: Niemand hinderte mich daran, Spiritualität gegenüber unwissend zu sein und an Gott zu zweifeln.

Die Religion meiner Kindheit: Fee, Gott und eine fromme Aushilfslehrerin

Werden wir glaubend geboren?
Haben Kinder Sinn für Spiritualität?

Als kleines Mädchen gehörten für mich Dinge, die ich nie gesehen hatte, zur Realität wie die Puppen auf meinem Bett oder «Tom und Jerry» im Fernsehen. Dass zum Beispiel der Osterhase Schokolade in unserem Garten versteckte, glaubte ich ebenso, wie dass ein Engel Maria die Geburt von Jesus angekündigt hat. Ich bezweifelte auch nicht, dass ich nach dem Tod im Himmel wohnen würde. Es war für mich normal, mir Dinge nicht vorstellen zu können. Schlief man im Himmel auf einer Wolke? Aß man Luft? Ich wusste es nicht und hatte mit dem Nichtwissen kein Problem.

Wie alle kleinen Kinder unterschied ich nicht zwischen Wissen und Glauben, Fakten und Fiktion. Ich glaubte Eltern, Großeltern und Lehrern, was auch immer diese mir erzählen. Wer etwas erklärte, war für mein Weltbild wichtiger, als worum es sich dabei handelte. Beschrieb meine Mutter das Fliegen in einem Flugzeug, vertraute ich darauf, dass sie recht hatte. Erzählte die Kindergärtnerin von einer Fee, schwebten danach Feen durch meine Welt. Sprach die Sonntagsschullehrerin von Gott, nahm ich an, dass es ihn gab. Da meine Eltern zwar Mitglieder der reformierten Kirche, aber nicht gläubig waren, bekam ich mit, dass man nicht an Gott glauben musste. Ich tat es trotzdem auf meine Weise. Ich stellte mir Gott als durchsichtiges, luftiges Wesen vor. Auch wenn ich ihn Liebgott nannte, vertraute ich nicht darauf, dass er lieb zu mir war. Aus der Sintflut-Geschichte wusste ich, dass Gott parteiisch sein konnte.

Und er sprach: Ich will die Menschen, die ich geschaffen habe, vertilgen von der Erde, vom Menschen an bis hin zum Vieh und bis zum Gewürm und bis zu den Vögeln unter dem Himmel; denn es reut mich, dass ich sie gemacht habe. Aber Noah fand Gnade vor dem HERRN.

Meine Sonntagsschullehrerin sagte, Gott sehe alles und er könne alles, obwohl er unsichtbar und lautlos sei. Wie eine Fee, dachte ich. Feen schwebten meiner Vorstellung nach ebenfalls über das Land und erfüllten Wünsche. Manchmal, zum Beispiel im Dornröschenschloss, verfluchte sie jemanden. Auch darin war sie Gott in meinen Augen gleich.

Mich irritierte es damals nicht, dass Gott Menschen verfluchte und bestrafte. Auch meine Eltern bestraften mich, obwohl sie mich liebten. Verunsichert war ich einzig durch Gottes permanente Präsenz. Ich erinnere mich, wie mir gelegentlich einfiel, dass mir Gott bei allem, was ich tat, zuschauen konnte. Ein banges Gefühl, insbesondere, wenn ich Kekse aus dem Küchenschrank stibitzte. Ich fragte mich, ob mich Gott eines Tages dafür bestrafen und woraus die Strafe bestehen würde.

Vor den Feen fürchtete ich mich hingegen nie. Sie beobachteten mich auch nicht die ganze Zeit. Aber wenn ich eine rief, kam sie, um mir zuzuhören. Nur das mit dem Wünscheerfüllen klappte nicht.

Eltern erzählen ihren Kindern am Bett sitzend von Feen und Gott, um sie vor dem Einschlafen auf eine Welt vorzubereiten, in der es dunkel ist und Unerklärliches geschieht. Die Kinder sollen sich sicher fühlen. Sie sollen glauben, dass alles gut kommt.

Fürchte dich nicht, ich bin mit dir; weiche nicht, denn ich bin dein Gott.

Sehnsüchtig dachte ich mich als Mädchen in die Welt von Feen, Prinzen und Gott hinein. Ich wünschte mir eine Welt, in der ich nie alleine war, in der es keinen Schmerz gab und keinen Streit.

Vor dem Einschlafen bat ich Gott manchmal darum, meine Eltern sollten lieb sein zueinander. Der Wunsch ging nicht in Erfüllung. Tief im Innern hatte ich auch nicht damit gerechnet, denn ich glaubte, nicht richtig zu beten. Die Hände zu falten und sich etwas wünschen, wie es Mutter mir vormachte, kam mir verdächtig einfach vor. Würde das funktionieren, dachte ich, gäbe es nicht so viele unerfüllte Wünsche und hungrige Kinder auf der Welt.

Gott war mir nicht nah und nicht fern. Ich konnte mir vorstellen, dass es ihn gab, glaubte aber nicht, dass er sich um mich kümmerte. Auch für meine Eltern war er kein Anlass für Rituale oder Gespräche.

Mit einer Aushilfslehrerin, die mich in der fünften Primarklasse ein paar Monate lang unterrichtete, änderte sich dies. Gott wurde zum Thema am Mittagstisch. Die Lehrerin hatte uns Darwins Evolutionstheorie vorgestellt und verwarf sie im Anschluss gleich wieder. Ihre Hauptbotschaft war eine andere: Die Menschheit sei die Krone der Schöpfung und stamme von Adam und Eva ab. Sie begründete ihre These mit der Bibel und mit Staub – an ihre genauen Erläuterungen erinnere ich mich nicht.

Zu Hause berichtete ich darüber. Meine Mutter, eine Handarbeitslehrerin, runzelte die Stirn und erklärte mir Darwins

Lehre auf ihre Weise. Die Bibel, sagte sie, sei ein sehr altes Buch und deshalb naturwissenschaftlich nicht auf dem neuesten Stand. Das leuchtete mir ein. Warum hatte die Lehrerin etwas Unwahres erzählt?, fragte ich mich. Wusste sie nicht, was Mutter wusste?

Die Sache ließ mir keine Ruhe. Deshalb tat ich der Aushilfslehrerin kurz darauf meine Zweifel am naturwissenschaftlichen Gehalt der biblischen Schöpfungsgeschichte kund. Wir Menschen bestünden nicht aus Erde, sondern aus Zellen, und wir stammten vom Menschenaffen ab, nicht von Adam und Eva.

Darauf überging mich die Lehrerin im Unterricht. Als ich mich zur Wehr setzte, ließ sie mich wegen frechen Benehmens vor den Schulvorstand zitieren. Da meine Mutter an derselben Schule unterrichtete und mit dem Schulvorstand befreundet war, sagte ich ihr nichts von seinem Tadel. Er hingegen schon. Darauf stellte mich Mutter zur Rede und beschwerte sich bei der Klassenlehrerin über die Aushilfe. Es nützte. Wir bekamen eine andere Lehrerin.

Seit ich weiß, dass die Aushilfslehrerin einer Freikirche angehörte, bin ich fundamentalistisch Gläubigen gegenüber abwehrend eingestellt. Doch ich möchte ihnen gegenüber nicht wiederholen, was ich erlebt hatte: geschnitten zu werden wegen Glaubensfragen. Deshalb bemühe ich mich gegenüber allen Gläubigen und Nichtgläubigen um Akzeptanz, solange sie nicht zu Ausgrenzung und Gewalt aufrufen. Wenn jemand glaubt, wir stammten von Adam und Eva ab, kann ich das zwar nicht nachvollziehen, aber dulden. Jemanden auszugrenzen, der naturwissenschaftlichen Erkenntnissen mehr Gewicht gibt als der Bibel oder an eine andere Entstehungsgeschichte glaubt, ist für mich hingegen inakzeptabel.

Ende der Primarschule verschwanden Feen und verfluchte

Prinzessinnen aus meinem Leben. Märchen, so dachte ich wie alle in diesem Alter, waren Kinderkram. Meine Freundinnen und ich schauten nun Filme von Charlie Chaplin und lasen Krimis von Edgar Wallace. Dennoch wurden uns die Geschichten von Gott weiterhin erzählt.

Und Jona war im Leibe des Fisches drei Tage und drei Nächte.

Siehe, du wirst schwanger werden und einen Sohn gebären.

Und sie schlugen ihn mit einem Rohr auf das Haupt und spien ihn an und fielen auf die Knie und huldigten ihm.

Obwohl die Erzählungen nun nicht mehr von der Sonntagsschullehrerin, sondern vom Pfarrer am Gymnasium zum Besten gegeben wurden, veränderten sie sich kaum. Wunder folgte auf Wunder, Grausamkeit auf Grausamkeit, Moral auf Gebot. Der Pfarrer schilderte die Gleichnisse, Psalmen und Prophezeiungen nicht nur, sondern interpretierte sie auch. Alles Biblische war in seiner Interpretation gut und zum Wohl der Menschen – egal, wie viel Leid und Gewalt es enthielt.

Ich lehnte diese Lesart ebenso ab wie die stete Behauptung der Deutschlehrerin, Franz Kafkas «Die Verwandlung» drehe sich um den Vaterkomplex des Autors. Diese Interpretationen waren mir zu einseitig. An Kafkas berühmter Erzählung faszinierte mich die Schilderung der Ohnmacht, die Gregor Samsa angesichts seiner Verwandlung in einen Käfer erlebte. Diese mir vertraute Empfindung anhand eines auf dem Rückenpanzer liegenden Insekts zu erzählen fand ich genial. Ob sie einem Vaterkomplex des Autors entstammte, erschien mir nicht wichtig.

Die Deutschlehrerin ließ sich von mir herausfordern und diskutierte mit mir. Der Pfarrer umging hingegen Streitgespräche. Seine Antwort auf Einwände war stets ein nickendes «Interessant, was du sagst». Ich mochte Erwachsene nicht, die verständnisvoll taten, aber nicht auf meine Argumente eingingen. Deshalb nahm ich den Pfarrer nicht ernst. Seinen Unterricht ließ ich einfach über mich ergehen.

In guter Erinnerung sind mir Lektionen bei seinem Nachfolger. Dieser verglich im Unterricht die Evangelien mittels synoptischer Bibelausgaben, aus denen durch eine parallele Darstellungsweise ersichtlich wird, welche Stellen gleich oder ähnlich sind und welche inhaltlich voneinander abweichen. So bekam ich einen Einblick ins wissenschaftliche Arbeiten. Auch seine Einführungen in Buddhismus und Islam hatten mich interessiert, denn religiöse Offenheit war mir schon damals wichtig.

Allerdings wuchs meine Skepsis gegenüber dem Wahrheitsgehalt der Bibel, je mehr wir darin lesen mussten. Für mich war sie ein Buch wie andere Bücher, geschrieben von Menschen für Menschen. Ich mochte die Geschichten teilweise, obwohl mich die altertümliche Sprache mit den unzähligen Wiederholungen ermüdete. Jesus war für mich nicht wichtiger als Gregor Samsa von Kafka. Auch er weckte mein Mitgefühl. Auch in diesem Buch fand ich Weisheit.

Teile von Jesu Geschichte irritierten mich. Warum ließ es Gott beispielsweise zu, dass sein Sohn gefoltert wurde? Weshalb sollte das für mich etwas Gutes bewirken? Ich lehnte es ab, dass jemand für mich geopfert wurde, und sah nicht ein, wovon mich Jesu Kreuzestod erlösen sollte. Ich dachte, wenn ein Gott alles kann und für Liebe steht, kümmert er sich um seinen Sohn. Ein Allmächtiger lässt die Ermordung von Unschuldigen nicht zu.

Konfirmation mit sechzehn Jahren

Wozu lebe ich?
Wohin gehöre ich?
Was ist Liebe?

Als Teenagerin fragte ich mich erstmals, welchen Sinn mein Leben hatte. Ich wollte Balletttänzerin werden, hatte aber mit etwa vierzehn Jahren eine Krise. Ich glaubte, nicht gut genug zu sein, doch eigentlich war ich bloß erschöpft von der Schule, dem vielen Training und von den Problemen zu Hause. Vater war krank, Mutter überfordert, die Ehe zerrüttet. Meine Eltern waren derart mit sich beschäftigt, dass sie meine Selbstzweifel nicht auffangen konnten. Ich fühlte mich unverstanden und einsam. Wozu war mein Leben gut, wenn ich es nicht auf die Bühne schaffte? Wozu war ich gut?

Nach Antwort auf diese Fragen suchte ich nicht in der Bibel und nicht bei Gott, sondern in der Literatur. Ich las von «Krieg und Frieden» von Tolstoi über «Vom Winde verweht» von Mitchell bis Goethes «Faust» alles, was vom Leben erzählte. Beim Lesen fand ich Ruhe, Ermutigung und Trost.

Ach! könnt ich doch auf Bergeshöhn
In deinem lieben Lichte gehen,
Um Bergeshöhle mit Geistern schweben,
Auf Wiesen in deinem Dämmer weben,

Von allem Wissensqualm entladen,
In deinem Tau gesund mich baden!

In der Literatur begegneten mir meine Fragen, Gefühle und Gedanken. In «Faust. Der Tragödie erster Teil» war zum Beispiel die Sehnsucht nach Übersinnlichem enthalten, in Handkes «Wunschloses Unglück» berührte mich die stumme Hoffnungslosigkeit der Protagonistin, «Vom Winde verweht» ermutigte mich durch die lebenslange und wechselhafte Liebe zweier starker Charaktere.

Auf die Idee, Mut, Trost und Hoffnung in der christlichen Religion zu finden, kam ich nicht. Ich war überzeugt, dass ein Gott, der zusah, wie Kinder verhungerten, mir nicht helfen konnte, meine Probleme zu lösen. Auch von Pfarrern erwartete ich keine Unterstützung. Argwohn hatte meinen unbestimmten und neugierigen Kinderglauben abgelöst.

Trotz meiner Skepsis gegenüber Gott und Kirche ließ ich mich konfirmieren. Meine Eltern hatten mir dies freigestellt.

Warum ich mich dafür entschied? Einerseits weil es damals zum Erwachsenwerden gehörte. Aus meinem Freundeskreis ließen sich viele konfirmieren. Andererseits wollte ich nicht ausschließen, dass Gott nicht vielleicht doch existierte. Ich konnte Gott zwar nicht bejahen, aber ich wollte ihn auch nicht verneinen.

Der Pfarrer meiner Wohngemeinde, ein 68er mit schütterem Haar und Knollennase, war mir sympathisch. Er hörte uns Jugendlichen zu und redete selten von Gott und der Bibel. Dafür zeigte er uns Filme von nikotinverklebten Lungen zur Abschreckung vor dem Rauchen und klärte uns über den Missbrauch von Alkohol und anderen Drogen auf. Auch Aids war ein Thema im Konfirmandenunterricht. Vieles, was uns Jugendliche beschäftigte, kam zur Sprache: Lehrstellensuche, erstes Verliebtsein, Umgang mit Ausgrenzung. Im Verständnis des Pfarrers handelte es sich um Themen, die mit der Botschaft von Jesus Christus zu tun hatten, weil sie sich darum drehten, wie man ein erfülltes und integres Leben führt. Damals interessierten mich diese Themen. Heute bin ich allerdings der Meinung, dass Konfirmationsunterricht den Zugang zu Spiritualität und Wissen über Theologie vermitteln sollte.

Ich fühlte mich nicht wohl im Konfirmandenunterricht. Das lag nicht am Pfarrer und seinem Umgang mit christlichen Themen, sondern daran, dass ich die Einzige war, die in der Stadt das Gymnasium besuchte. Dies machte mich gegenüber meinen Mitkonfirmanden, die im Nachbardorf zur Schule gingen und sich täglich trafen, zur Außenseiterin. Besonders einsam hatte ich mich während des einwöchigen Aufenthalts in den Bergen gefühlt, während dessen wir eine Alp von herumliegenden Steinbrocken säubern mussten. Die anderen neckten sich wegen Frisuren, Kleidern oder Ticks. Mich ignorierten sie. Manchmal hatte ich den Eindruck, dass über mich getuschelt wurde. Dem Pfarrer schien dies nicht aufzufallen. Jedenfalls brachte er es nicht zur Sprache. Ich auch nicht.

Ansonsten kümmerte er sich um seine Schützlinge. Er besuchte mich zum Beispiel im Spital, als ich die Mandeln operieren lassen musste. Auch an das Besprechen des Konfirmationsspruchs erinnere ich mich. Ich wählte *Das Vorhaben im Herzen eines Mannes ist wie ein tiefes Wasser; aber ein kluger Mann kann es schöpfen.* Der Pfarrer wollte den Mann durch eine Frau ersetzen. Ich lehnte mit der Begründung ab, ich könne abstrahieren. Doch ich schätzte seine Haltung.

Meine Konfirmation war feierlich, aber nicht von bleibender Erinnerung. Schön war, dass einige meiner Schulfreunde dabei waren. Wir hatten es zum Ritual gemacht, gegenseitig an den Konfirmationen teilzunehmen. Weil die meisten von uns ein Kleid der Wahl tragen durften und sich dabei erstmals für ein in unseren Augen «erwachsenes» entschieden, hatten diese Anlässe etwas von einem Initiationsritus. Dabei ging es weniger um die Mündigkeit in der kirchlichen Gemeinschaft, die keinem von uns viel bedeutete, als um das Zugehörigkeitsgefühl unter Schulkameraden und Schulkameradinnen. Gemeinsam träumten wir von eigenen Stereoanlagen, Reisen und von einer sorgenfreien Zukunft nach dem Abitur; gemeinsam lernten wir für Prüfungen, gemeinsam regten wir uns über Lehrer auf. Jeder von uns wollte erwachsen werden und fürchtete sich gleichzeitig davor. Jeder von uns war sich bewusst, dass vernünftiges Denken nicht zwingend dazu führte, Sinn im Leben zu finden. Jeder wusste, dass er nicht alleine war. Dennoch war uns auch klar, dass wir trotz Freundschaft allein fertigwerden mussten mit unseren Sorgen und Ängsten.

Buddhismus hautnah

Sind Buddhisten zufriedener als Christen?
Was ist eine Religion ohne Gott?

Ein Jahr nach der Konfirmation hatte ich es zum ersten Mal mit Mystik zu tun – das ist jene religiöse Tradition, in der es um das Erfahren von Spiritualität geht, also die Erfahrung von etwas Unfassbarem, das uns verbindet – Christen nennen es Gott, Buddhisten Letztendliches. Zugang zu dieser Erfahrung bekommt man unter anderem durch Meditation. Doch mehr davon später, denn als ich mit siebzehn Jahren vom Gymnasium aus ein Auslandsjahr in einem Dorf im Norden Thailands antrat, wusste ich nicht, dass Buddhismus im Kern eine mystische Religion ist. Es lag auch nicht im Zentrum meines Interesses. Das Erlernen von Thai und das Zurechtfinden in der fremden Kultur beschäftigte mich zu Beginn weitaus mehr, als dass Buddha ein Hindu namens Siddharta Gautama war, der auf der Suche nach dem Seelenfrieden zu Einsichten darüber gelangte, wie sich der Mensch von Unzufriedenheit und Leiden befreien konnte.

Ich hatte elf Monate mit einer mir unbekannten Gastfamilie vor mir: Mit Vater Khun Pho, Mutter Khun Mae und denn beiden Kindern Jang und Jack. Mein Gastvater war ein heiterer, ausgeglichener Mann, meine Gastmutter eine temperamentvolle, meist lachende, manchmal zeternde Frau. Gastschwester Jang, ein Jahr jünger als ich, interessierte sich für

Mode und Jungen und nahm mich überallhin mit. Gastbruder Jack, drei Jahre jünger als ich, ist geistig und körperlich behindert. Er liebte die samstäglichen Miss-Wahlen in den Dörfern und begleitete den Vater Tag und Nacht. Nur wenn der Vater, Rektor einer Primarschule, arbeitete, war der Bruder nicht bei ihm, sondern besuchte mit seinen jüngeren Cousins einen Kindergarten.

In Thailand war alles anders als in der Schweiz. Nicht einmal Grüßen, Zur-Toilette-Gehen, Mit-den-Fingern-Zählen, Abwaschen und jemandem Zuwinken geschah auf die gleiche Weise wie zu Hause. In allem war ich anfangs auf die Hilfe der Familie angewiesen – die sie mir liebevoll und geduldig zukommen ließ. Von ihnen lernte ich Thailändisch, ich bekam ihre Denkweise mit, ihren Geisterglaube, buddhistische Riten, das Benehmen. Ich wurde richtiggehend erzogen. Immer wieder staunte ich über das Verhalten der Thais: Ich war es zum Beispiel gewohnt, dass nach dem Ausspruch «Guten Appetit» alle miteinander zu essen anfangen. In Thailand gab es nichts Vergleichbares. In meiner Gastfamilie aß man, sobald sich Reis auf dem Teller befand. Auch der Umgang mit Zeit und Planung war ein anderer als in der Schweiz. Einmal sagte ich zu Khun Pho, ich wolle gegen Ende des Austauschjahres in den Süden reisen. Er reagierte überraschend: «Was dann sein wird, darum kümmere ich mich nicht jetzt.»

Die Familie war nicht besonders religiös, spendete aber wie die meisten Familien an Feiertagen dem örtlichen Kloster Geld und Speisen und nahm an den Zeremonien teil. Insbesondere Khun Pho, der als junger Mann für ein paar Monate als Mönch in einem Kloster gelebt hatte, wie das in seiner Jugend üblich war, legte Wert auf die Gebräuche. Ich war neugierig darauf und vermisste weder die Kirche noch sonst etwas Christliches. Deshalb lehnte ich das Angebot meines Gastvaters, mich sonntags in die Stadt zum christlichen Gottesdienst zu fahren, ab. Ich wollte am religiösen Leben der Familie teilhaben.

Mit siebzehn Jahren war mein Zugang zum in Thailand praktizierten Theravada-Buddhismus sinnlich, nicht intellektuell. Das Ritual, das ich beim ersten Besuch im Tempel nachahmte, ließ mich überraschend eine tiefe Ruhe empfinden: Jang und ich knieten uns vor der Buddhastatue zu Boden, senkten Oberkörper, Kopf und Hände auf den roten Teppich und verharrten anschließend mit geschlossenen Augen und mit zur Wai-Geste aneinandergelegten Händen.

Neugierig geworden las ich in einem Büchlein über den Wahrheitspfad, das ich aus der Schweiz mitgebracht hatte. Darin war in altmodischem Deutsch die Rede vom Durst nach den Dingen, von Vergänglichkeit, Achtsamkeit, von Erkenntnis und dem Bewusstsein. Was das bedeutete, verstand ich nur ansatzweise. Heute weiß ich: Im Gegensatz zu den Christen, die das Leiden von Jesus Christus feiern, verehren Buddhisten ihren Lehrer fürs Nicht-Leiden. Buddhisten möchten das Leid verstehen und dadurch überwinden, Christen betrachten es als Königsweg zu Gott.

Buddha dachte intensiv über die Ursachen des Leidens nach. Nach Jahren der Meditation kam er zum Schluss, dass die Begierde nach Lust, Besitz, Anerkennung und Sicherheit Leid verursacht. Denn Begierden sind mit Wünschen und Erwartungen verknüpft, die zu Enttäuschungen führen, wenn sie nicht erfüllt werden. Hoffen wir beispielsweise auf ein Lob oder eine Beförderung und erhalten sie nicht, sind wir frustiert, wir leiden. Begierden führen auch zu emotionalen Verstrickungen: Lust verlangt zum Beispiel auf eine bestimmte Weise Befriedigung. Bleibt diese aus, sind wir enttäuscht. Für diese Enttäuschung machen wir oftmals andere verantwortlich, statt unsere Erwartungen in Frage zu stellen.

Diese leidvollen Erfahrungen können Buddha zufolge überwunden werden, indem man sich von Begierden befreit. Das bedeutet, sich von Erwartungen zu lösen – was nicht einfach ist. Buddha vertraute in diesem Prozess nicht auf eine erlösende Gottheit, sondern auf die menschliche Fähigkeit, sich selbst zu entwickeln und zu wandeln. Diese Transformation geschieht durch die Schulung des Bewusstseins mittels Meditation. Diese Transformation ist der Kern von Mystik.

Als Siebzehnjährige war ich nicht einverstanden damit, dass Leben Leiden bedeuteten sollte. Obwohl ich Leid erlebt hatte, wollte ich mir diese Ansicht nicht zu eigen machen – oder gerade deswegen. Ich hatte auch nicht das Bedürfnis, mich von Lust, Besitz oder Anerkennung zu lösen. Ich wollte das Leben aufsaugen, auskosten. Ich wollte Intensität, nicht Gelassenheit. Das war für mich die Motivation für Auslandsaufenthalt, Tanzen, Singen und für das Zusammensein mit Gleichaltrigen.

Etwa ein Monat nach meiner Ankunft in Thailand nahm ich mit meiner Gastfamilie an einem Tempfelfest teil. Wir waren nicht von Anfang an dabei, sondern betraten den Innenraum, als die Zeremonie bereits in Gang war. Während die Mönche mit verdeckten Gesichtern einen monotonen Sprechgesang von sich gaben, setzten wir uns mitten zwischen die Leute auf den Boden. Wir berührten ihn, wie immer im Tempel, dreimal hintereinander mit der Stirn und verharrten in der Wai-Geste. Ich liebte das Ritual. Es gab etwas körperlich Ausdruck, das ich angesichts meiner Unwissenheit und Hilflosigkeit in dem fremden Land verspürte: Dankbarkeit für die Güte meiner Gastfamilie, meiner Lehrer und Schulkameradinnen und -kameraden. Man könnte dieses Gefühl Demut nennen. Nichts drückt sie besser aus, als sich aus innerem Bedürfnis heraus zu verneigen.

Unter dem Gemurmel der Mönche herrschte ein stetes Kommen und Gehen, das der Andacht die Strenge nahm. Dennoch legte sich eine konzentrierte Ruhe auf mich. Ich staunte: Weit weg von meinen leiblichen Eltern, inmitten mir fremder Menschen und in einer mir unbekannten Zeremonie fühlte ich mich aufgehoben. In einem kirchlichen Gottesdienst hatte ich nie eine solch feierliche Empfindung gehabt. Lag das am fehlenden körperlichen Ausdruck bei den Reformierten, an der Abwesenheit von Kerzen, festlichem Duft oder an der Konzentration der Rituale auf Worte? War die Soloshow des Geistlichen auf der Kanzel oder neben dem Taufstein verantwortlich für die mangelnde Intensität? Oder die komplizierten und stets viel zu hoch angestimmten Lieder, die wir singen mussten?

Vom Religionslehrer der thailändischen Bezirksschule lernte ich Meditation. Meine Aufmerksamkeit vollkommen auf den Atem zu lenken, schaffte ich allerdings nicht. Meine Gedanken trugen mich immer wieder fort. Etwas an dieser Übung faszinierte mich aber, sodass ich auch nach meiner Rückkehr in die Schweiz ab und zu ausprobierte, ob sie mir gelang.

Zu meinem 18. Geburtstag bat ich den Gastvater, mich in den Tempel zu bringen, um mich von einem Mönch segnen zu lassen. In der Schweiz hatte ich dieses Bedürfnis nie gehabt. Warum es in Thailand aufkam, weiß ich nicht. Möglicherweise hatte es mit der bevorstehenden Rückkehr in die Schweiz zu tun, vor der mir bange war. Vielleicht war es auch das exotische Ritual, das mich anzog. Der Mönch wickelte mir nach einem kurzen Gespräch über meine Eindrücke und Erfahrungen in Familie und Schule ein Baumwollgarn ums

Handgelenk und murmelte ein Mantra. Ich wusste nicht, was es bedeutete. Dennoch fühlte ich mich davon angesprochen. Bis sich die Fäden Wochen später vom Handgelenk lösten, glaubte ich mich beschützt.

Gegen Ende des Aufenthalts nahm ich an der Hochzeitszeremonie meines Gastonkels teil. Ein Mönch segnete das eheliche Schlafzimmer und anschließend das auf dem Ehebett kniende Paar, indem er vom Scheitel des Bräutigams zum Scheitel der Braut Garn wand. Auch um die Handgelenke beider legte er den Baumwollfaden. Nach ihm taten es die nächsten Verwandten ihm gleich. Die Zeremonie kam mir sinnhaft und stimmig vor. Sollte ich je heiraten, dachte ich, wollte ich auf diese Art mit meinem Liebsten verbunden werden.

Über die Mönche in den Straßen und Bussen und durch Rituale im Alltag war die Religion in Thailand präsenter als in der Schweiz. So gehörte zum Morgenappell auf dem Schulhof neben der Nationalhymne und dem Königslied ein gemeinsam gesprochenes Mantra. Ich sprach es mit, so gut ich konnte, obwohl ich keine Ahnung hatte, worum es ging.

Ein anderes Ritual mochte ich besonders. Fuhren wir im Auto oder im Bus an einem Tempel vorbei, legte ich wie meine Schwester die Hände zur Wai-Geste an die Stirn. Die Geste war wie das Knicksen eine körperliche Form der Andacht, die feierlich auf mich einwirkte.

Neben Buddha waren auch Geister Teil des Alltags. Sie waren nicht wie die Feen meiner Kindheit Wesen fürs Wünschen, sondern mussten umsorgt werden, damit sie keinen Schaden anrichteten. Vor vielen Gebäuden standen kleine Häuschen zum Wohnen für sie. Darin wurde ihnen etwas von den Mahlzeiten dargebracht. Meine Familie machte das nicht. Doch meine Gastschwester fürchtete sich im Dunkeln vor Geistern wie ich mich vor dem «bösen Mann», wenn ich in der Schweiz abends alleine unterwegs war. Deshalb rannten wir abends über den Hof vom Nachbarhaus zu unserem Zuhause.

Ich lernte die Thais als überaus freundliche und gelassene Menschen kennen. Immer war Zeit für ein paar Worte und ein Lächeln. Geschah ein Missgeschick, hieß es «Mai pen rai», also «Macht nichts» beziehungsweise «Nicht so schlimm». Regnete es, während wir zur Schule sollten, warteten wir, bis es aufhörte, und kamen zu spät. Verstieß ich versehentlich gegen eine Benimmregel, wie etwa, niemals mit den Schuhen in der Hand zu grüßen, machte mich meine Thaischwester lachend darauf aufmerksam. Sogar der Rektor lächelte, als mir dieser Fauxpas ihm gegenüber unterlaufen war.

Manchmal ärgerte mich die Leichtigkeit und Unbekümmertheit der Thais. So bekam ich zum Beispiel «Du denkst zu viel» zu hören, wenn mich etwas ernsthaft beschäftigte. Einmal, ich hatte über einen Brief erfahren, dass die Mutter einer Freundin im Krankenhaus lag, bekundete meine Gastfamilie einen Moment lang Mitgefühl, doch als ich später auf das Thema zurückkam, hieß es nur: «Grübelst du immer noch?» In der Schweiz hätte ich in der gleichen Situation sowohl mit Freundinnen als auch mit meiner Mutter über das Leid meiner Freundin reden können.

In Thailand wurde mir bewusst, wie sehr die Denkweise und Kultur einer Gesellschaft von der vorherrschenden Religion geprägt ist, auch wenn sich die Mehrheit als nicht besonders religiös betrachtet. Die Konzentration auf die Gegenwart, die ich damals im Alltag erlebte, ist buddhistisch geprägt wie in Europa das Denken in Gut und Böse vom Christentum.

Für mich persönlich war das Austauschjahr wichtig, um zu erfahren, wie verschieden man leben und denken kann. Das relativierte meine Vorstellung von «richtigem» Verhalten, «richtigem» Denken, «richtigen» Vorstellungen. Aus religiöser Perspektive wurde mir in Thailand erstmals die Wichtigkeit von körperlichen Ritualen bewusst. Im Tempel niederzuknien und mich zu verneigen und bei der alltäglichen Begrüßung den Kopf über die Hände zu neigen rief stets Dankbarkeit in mir wach. Zurück in der Schweiz, vermisste ich den Ausdruck jenseits von Worten, der in der religiösen Praxis von Thais wichtiger ist als die Belehrung durch Mönche. Bei den Schweizer Reformierten dreht sich hingegen alles um die Verkündigung, das Wort. Eine Geste der Demut wird nicht gepflegt. Nicht einmal das Ritual des Kerzenanzündens oder das Bekreuzigen beim Betreten einer Kirche ist in dieser Konfession üblich.

Entfremdung gegenüber der Kirche

Was hat die Kirche mit meinem Leben zu tun?
Was soll das Gerede von Sünde und ewiger Liebe?
Warum gelten in Predigten Arme und Kranke
als die besseren Menschen?

Auf die Möglichkeit des stillen Verneigens zum Innehalten wollte ich am Ende meines Austauschjahres in Thailand nicht verzichten. Deshalb kaufte ich mir eine Buddhastatue für die Rückkehr in die Schweiz. Meinem Gastvater, der mich beim Kauf der Statue begleitet hatte, musste ich versprechen, sie am höchsten Punkt im Zimmer zu platzieren und nicht als Wohnaccessoire zu benutzen. Sie steht noch heute auf einem Schrank.

In der ersten Zeit nach meiner Rückkehr hatte ich oft Heimweh nach Gastfamilie und Thaifreunden, nach Leichtigkeit und Wärme. Dann setzte ich mich mit der Wai-Geste aufs Bett unter die Statue. Manchmal übte ich mich sogar im Meditieren. So war der Buddhismus auf eine sehr persönliche Art Teil meines Lebens geworden.

Mit der Kirche hatte ich zu diesem Zeitpunkt nichts mehr zu tun. Seit den obligatorischen Gottesdienstbesuchen für die Konfirmation gab es für mich keinen Grund mehr, hinzugehen oder den Kontakt mit dem Pfarrer zu pflegen.

Erst mit Mitte zwanzig besuchte ich wieder einmal einen Gottesdienst. Ich war von Freunden zur Taufe ihres Töchterchens in den Walliser Bergen eingeladen. In der kirchlichen Zeremonie malte der erzkonservative römisch-katholische Priester dem Baby mit Taufwasser ein Kreuz auf die Stirn und nannte es ein sündiges Kind. Das empörte mich so, dass ich am liebsten aufgestanden wäre und die Kirche verlassen hätte. Wie konnte der Priester von der Sünde eines wenige Wochen alten Säuglings reden, der in seinem ganzen Leben nichts anderes als Nahrung, Wärme und Liebe verlangt hatte?! Was sollte falsch sein an diesem Kind? Ich fand die Predigt derart abstrus, dass ich dachte: Hat diese abwertende Haltung etwas mit Gott zu tun, habe ich mit Gott nichts zu tun.

Danach wurde ich einige Male zu kirchlichen Hochzeitsfeiern eingeladen. Oftmals hatte ich dabei den Eindruck, als Statistin überdimensionierte Kirchenräume zu füllen. Einige der Feiern irritierten mich nicht nur durch die Selbstinszenierung des Brautpaares, sondern auch durch die Predigten. Die Pfarrer sprachen über die Ehe, als würden in Deutschland nicht rund dreißig und in der Schweiz vierzig Prozent der Ehen geschieden. Ich erinnere mich an einen reformierten Pfarrer, der zum Brautpaar sagte, ihr Haus sei im Gegensatz zu dem anderer nicht auf Sand gebaut. Was wohl die Geschiedenen in den Kirchenbänken dachten? Was sagte der Pfarrer zu Menschen, die nach einer Scheidung Rat bei ihm suchten?

In solchen Momenten kam mir die Kirche weltfremd und selbstgerecht vor. Empfindungen, wie ich sie in Thaitempeln hatte, lösten die Gottesdienste nie aus. Ich traute keinem Pfarrer (Pfarrerinnen waren damals selten) mehr zu, mir etwas Relevantes mitteilen oder mich zum Nachdenken anregen zu können. Meist konnte ich schon nach drei Sätzen sagen, worauf der Pfarrer hinauswollte: Man solle freundlich sein zu Fremden, Armen und Kranken. Diese wurden in den Predigten im Vergleich zu Gesunden, Erfolgreichen und Einheimischen als bessere Menschen dargestellt. Ich verstand und verstehe nicht, warum. Ich kenne Kranke, die ihre Krankheit als Druckmittel auf ihre Nächsten einsetzen, und Ausländer, die die Hilfsbereitschaft und Großzügigkeit Einheimischer missbrauchen. Auch Armut macht einen nicht zu einem besseren Menschen, das weiß ich aus eigener Erfahrung. Schwierige Umstände können derart belasten, dass man an nichts anders mehr denken kann und dabei Gefahr läuft, verbittert, ungerecht und aggressiv zu werden. Fühle ich mich in meiner Existenz bedroht, bin ich reizbarer und ängstlicher, als wenn ich nicht jeden Rappen zweimal umdrehen muss. Das ist nicht angenehm für meine Mitmenschen. Dennoch werde ich von vielen Bekannten und Freunden hilfsbereit und großzügig behandelt. Die Idee, sie könnten durch ihre finanziell abgesicherte Position schlechtere Menschen sein als ich, finde ich abwegig.

Die Predigten führten dazu, dass ich nach jedem Kirchenbesuch verärgert war. In der Schule hatte ich den Lehrern widersprechen können, wenn ich nicht einverstanden war mit ihren Belehrungen. In den Gottesdiensten musste ich hingegen stumm dasitzen und erdulden, was mir verkündet wurde. Dabei fühlte ich mich in meiner Fähigkeit zu denken ebenso wenig ernst genommen wie in meinem Bedürfnis nach stiller Verneigung. Deshalb distanzierte ich mich von der Kirche und vom Glaubenskonzept, das sie vertrat. Sogar bei Todesfällen und Hochzeiten vermied ich es, an Gottesdiensten teilzunehmen.

Fragen und Kritik am kirchlichen Gottesbild

Mein Unbehagen gegenüber dem kirchlichen Gottesverständnis wuchs von Gottesdienst zu Gottesdienst. Nicht wegen Gott, sondern wegen der Menschen. Denn das Gottesbild färbt auf das Menschenbild ab. Mensch und Gott stehen in einer Wechselbeziehung zueinander. Im Christentum trifft der Mensch, ein sündiges Geschöpf, das durch den Opfertod von Jesus gerettet wird, auf einen allmächtigen Gott, der über Menschen richtet und doch nichts gegen das Böse und Leidvolle in der Welt tut. Diese Bilder passen nicht zu meinem Selbstverständnis als Mensch. Ich fühle mich nicht sündig, und ich will mich weder gegenüber Gott noch anderen Menschen minderwertig und rettungsbedürftig fühlen.

Da das christliche Gottes- und Menschenbild lange Zeit nicht nur die Kirche, sondern die Gesellschaft prägte, begann ich als junge Erwachsene, Fragen zu stellen und nach den Antworten zu forschen: Wie kam es zum Menschen als Sünder? Was hat es mit der Bibel auf sich? Was bedeutet Glauben?

Wie kann Gott allmächtig sein und nichts gegen das Leid tun?

Wie passt das kirchliche Bild des allmächtigen Lenkers, der dafür sorgt, dass alles gut kommt, wenn man darauf vertraut, zu Terroranschlägen, Epidemien und persönlichem Leid wie Scheidung, Krankheit oder dem Verlust des Arbeitsplatzes?

Ein Aspekt des Christentums, der mich wie viele andere Menschen bis heute immer wieder umtreibt, ist jener von Gottes angeblicher Allmacht.

Schon als Jugendliche dachte ich angesichts der Kriege und Hungerkatastrophen in Afrika, dass Gott nicht über alles bestimmte. Es konnte doch nicht sein, dass ein allmächtiger und gleichzeitig allgütiger Gott Kinder verhungern, Eltern von Krankheiten dahinraffen und Herrscher ihr Volk zerbomben ließ. Würde ein allmächtiger Schöpfer die Zerstörung seines eigenen Werkes billigen? Was ist also mit dem Leid, das wir erfahren?

Bei meinen Nachforschungen in theologischen Grundlagenwerken wurde mir klar: Diese Frage, die sogenannte Theodizee, gehört zu Gott wie seine Unsichtbarkeit. Sie entspringt der christlichen, jüdischen und muslimischen Vorstellung des Monotheismus, also dem Glauben an einen einzigen Gott. Im Polytheismus, dem zufolge viele Götter nebeneinander existieren, könnte das Leid den Machtkämpfen unter den verschiedenen Göttern zugeschrieben werden. Dann wäre zum Beispiel eine Gottheit fürs Zerstören zuständig wie bei den Hindus Shiva und eine fürs Erhalten wie der Hindu-Gott Vishnu. Gibt es jedoch nur einen Gott, ist er für alles verantwortlich.

Ist Gott also der Urheber von Leid und Zerstörung? Oder gibt es neben ihm eine andere, zerstörerische Kraft, wie zum Beispiel den Teufel? Buhlen eine gute und eine böse Macht um die Herrschaft wie in den «Star Wars»-Filmen oder Goethes «Faust»?

Heute vertreten die meisten Theologen die Ansicht, dass es neben Gott keine andere, ebenso mächtige Kraft gibt. Damit ist die Frage nach seiner Verantwortung für Leid und Zerstörung jedoch nicht beantwortet.

Mögliche, über Jahrhunderte hinweg philosophisch und theologisch diskutierte Antworten sind: Es gibt den biblischen Gott nicht. Oder er ist nicht der allmächtige Planer. Oder nicht der alles liebende Schöpfer.

Ich bin überzeugt: Gibt es einen Gott, ist er nicht allmächtig, sondern allgütig, das heißt Menschen, Tieren und der Natur gegenüber wohlgesinnt. Meine Behauptung fußt nicht zuletzt in der biblischen Schöpfungsgeschichte, in der es heißt: *Gott sah an alles, was er gemacht hatte, und siehe, es war sehr gut.*

Ich zweifele an Gottes Allmacht, andere an Gottes Güte. Zum Beispiel die Bibelgestalt Hiob, ein frommer Mann, der in der alttestamentlichen Erzählung zehn Kinder und seinen Besitz verliert und noch dazu an einem Geschwür erkrankt. *Ich wartete auf das Gute, und es kam das Böse; ich hoffte auf Licht, und es kam Finsternis.* Verzweifelt klagt Hiob Gott an: *Du hast dich mir verwandelt in einen Grausamen und streitest gegen mich mit der Stärke deiner Hand.*

In der Bibel antwortet Gott Hiob, indem er auf seine Unergründlichkeit verweist. Der Mensch könne Gottes Pläne weder überblicken noch verstehen. Doch diese Erklärung genügte schon den Menschen des alten Orients nicht. Sie stand im Widerspruch zu ihrer Vorstellung eines gerechten Gottes, der belohnte, wer sich an die Gebote hielt, und bestrafte, wer sie brach.

Den Menschen damals stellte sich die Frage nach Gottes Macht nicht nur auf persönlicher, sondern auch auf politischer Ebene. Denn vor rund dreitausend Jahren hatte jeder Stamm der Jordan-Region einen Hauptgott. Führte ein Stamm Krieg, kämpfte sein Hauptgott gegen den Hauptgott des Feindes. Unterlag der Stamm, unterlag auch sein Gott. Der Menschen Sieg war auch Gottes Sieg.

Solange jene israelitischen Stämme, die an den gleichen Hauptgott glaubten, sich nicht bekämpften, funktionierte dieses Konzept. Doch im Jahr 926 vor Christus trennten sich die Stämme in ein Nord- und ein Südreich, in Juda und Israel. Aus Verbündeten wurden Feinde mit demselben Hauptgott.

Nun hatte dieser Gott, der von den Juden mit den vier Buchstaben JHWH benannt wird, ein Problem. Nein, die Menschen in den beiden Stämmen hatten ein Problem. Sie fragten sich: Warum gewann dieser Gott mit Juda und unterlag mit Israel? Warum war JHWH einmal stark, einmal schwach? Und was war mit Gott zweihundert Jahre später, als Israel 720 vor Christus gegen die Assyrer unterlag und durch den Krieg ganz von der Landkarte verschwand?

Weil aus der Sicht der Propheten und Priester an Gottes Macht nicht gezweifelt werden durfte, musste es andere Gründe geben, dass eines von JHWHs Völkern gewann und das andere unterlag. Diese Gründe wurden im Benehmen des jeweiligen Stammesführers und seines Volkes gefunden. Das Volk, das unterlag, musste sich zuvor lasterhaft verhalten, also gegen die Gebote und damit gegen Gott verstoßen haben.

Der Prophet Jesaja begründete laut biblischer Überlieferung die Zerstörung Israels durch die Assyrer damit, dass Gott das Volk mittels feindlicher Armee für seine Lasterhaftigkeit bestrafte. Durch diese Erklärung wurde das Leid der Menschen zu Gottes Strafe. Anstelle von Gott wurden sie verantwortlich gemacht für ihr Elend – sie waren selbst Schuld. Für die altorientalischen Theologen war diese Antwort auf die Frage, warum Gott mit dem einen Stamm Kriege gewann und mit einem anderen nicht, elegant, denn sie brauchten dadurch Gottes Allmacht nicht in Frage zu stellen.

Folgt man dieser Logik, wie dies christliche Fundamentalistinnen und Fundamentalisten noch heute tun, will Gott, dass Menschen leiden und dass Landstriche durch Umweltkatastrophen zerstört werden. Damit will er sie bestrafen. Eine Bekannte sagte beispielsweise, die Menschen in Syrien seien selbst schuld an ihrem Leid. Auf meine Nachfrage hin antwortete sie: «Weil sie die falsche Religion haben.» Auf meinen Einwand, in Syrien kämen auch Christen um, zuckte sie mit den Schultern.

Nach der Logik des Alten Testaments ließe sich auch Terror von Islamisten gegen Christen rechtfertigen. Dann wären die Islamisten Gottes Waffe gegen lasterhafte Christen in Berlin, Paris, in den USA oder Afghanistan.

Ein Gott, der seine Anhänger kollektiv bestraft und ausrottet, ist aus unserer heutigen, durch Individualität geprägten Perspektive eine seltsame Vorstellung. Kein Wunder, lehnen viele Menschen nicht nur jegliche Form von Fundamentalismus ab, sondern auch das gängige Gottesbild eines Allmächtigen.

Das fundamentalistische Weltbild ist nicht nur fragwürdig in Bezug auf Gottes Wirken, sondern auch bezüglich des Menschenbilds. Denn der Mensch ist nicht entweder gut oder schlecht, wir sind beides. Wer von uns schafft es zum Beispiel, die Zehn Gebote immer einzuhalten? Wer hat nicht schon Neid und Hass statt Nächstenliebe empfunden?

Sooft wir Menschen uns bemühen, Gutes zu denken und zu tun, so oft stoßen wir an unsere Grenzen. Sollte Gott uns jedes Mal dafür bestrafen? Sollten wir für jede Feindseligkeit von einer Krankheit geschwächt werden und für jeden Fehltritt unserer Regierung mit einem Terroranschlag büßen müssen? Wer von uns wäre dann noch lebendig, gesund und könnte auf das Gute vertrauen?

Weshalb soll die Bibel wahrer sein als andere Bücher?

Die Bestrafung Ungläubiger, der Glaube an das Gute oder die Ablehnung von Homosexualität: Gläubige aller Konfessionen begründen ihre Ansichten mit ihren heiligen Schriften, seien es Tora, Koran, die Veden oder eben die Bibel. Sie gehen davon aus, dass darin die Wahrheit steht. Stimmt das? Ist der Inhalt der jahrtausendealten Textsammlung wahr oder gar heilig? Ist er auf heute übertragbar? Muss man, kurz gefragt, alles glauben, was in der Bibel steht?

An den staatlichen Universitäten wird die Bibel heute in der Regel als Zeitzeugnis betrachtet. Akribisch untersuchen Archäologen, Historiker, Literaturwissenschaftlerinnen, Theologen und Philologinnen das Papier, die Sprache, Textaufbau, Autorschaft, geographische Verortung und vieles mehr. Sie hinterfragen und kommentieren jede Zeile und kommen zum Schluss: Die Bibel wurde über Jahrhunderte hinweg von gelehrten Männern verfasst, von denen jeder in einer bestimmten Zeit, in einem bestimmten geographischen Raum und in einem bestimmten gesellschaftlichen Milieu verankert war. Zum Teil nahmen sie regionale Mythen auf und schrieben sie weiter. Zum Teil überarbeiteten sie Passagen früherer Autoren oder erweiterten sie durch ihre Überlegungen und Überzeugungen. Die Bibel entstand nicht aus einem Guss, sondern aus Fragmenten, die zu einem Text verwoben wurden.

Nach der Niederschrift wurde die Bibel unzählige Male von Hand kopiert. Dabei passierten Fehler, Lücken entstanden und Ergänzungen kamen hinzu. Zudem wurden und werden die Texte seit Jahrtausenden übersetzt. In diesem Prozess passen Übersetzer den Text dem Sprach- und Weltverständnis ihrer Zeit an. Die Bibel ist also nicht Gottes Werk, sondern Zeugnis von Gottesvorstellungen und -erfahrungen von Gesellschaften und Individuen vor Tausenden bis Hunderten Jahren. Ist sie dann heilig?

Wenn Menschen Heiliges erschaffen können ja, wenn nicht, dann nein. Dann ist sie ein Stück Literatur wie das «Gilgamesch»-Epos, die «Odyssee» oder «Faust».

Fundamentalisten wie die Aushilfelehrerin meiner Primarschulzeit sind der Meinung, die Bibel sei von Gott inspiriert, und nehmen ihren Inhalt deshalb wörtlich. Doch diese Lesart stellt schon am Anfang des Alten Testaments ein Problem: In einem Teil der Schöpfungsgeschichte steht, dass Gott Adam und Eva gleichzeitig schuf, im anderen baute er Eva aus Adams Rippe.

Und Gott schuf den Menschen zu seinem Bilde, zum Bilde Gottes schuf er ihn; und schuf sie als Mann und Frau.

Und Gott der HERR baute eine Frau aus der Rippe, die er von dem Menschen nahm, und brachte sie zu ihm.

Welche Version ist wahr? Wissenschaftlichen Erkenntnissen zufolge stammen die Geschichten aus verschiedenen Quellen. Erst fürs Alte Testament wurden sie miteinander verschränkt. Weil damals kein Text gestrichen wurde, stellten die Autoren einfach eine neuere Version zur alten.

Die Interpretation der Bibel ist also nicht einfach. Wer sie wie Literatur liest, findet zwar möglicherweise bedeutungsvolle Interpretation für sich persönlich, aber er kann sich nicht darauf verlassen, den historischen und theologischen

Gehalt der Texte zu erfassen. Das Verständnis der Bibel verlangt Wissen über Geschichte, Geographie, Archäologie, Altgriechisch und Hebräisch. Deshalb studieren Theologen in der Regel bis zu sechs Jahre. Erst dann fühlen sie sich in der Lage, den Bibelinhalt wissenschaftlich getreu zu überliefern.

Beim Lesen und Auslegen der Bibel gilt, was für jeden Text gilt: Interpretationen fußen immer in ihrer Zeit, in den Normen einer Gesellschaft. Sie sind Teil der Zeitgeschichte. Nur weil vor zweitausend Jahren die Steinigung einer Ehebrecherin oder das Abhacken einer diebischen Hand als Strafe üblich war, heißt das weder, dass dies Gott gewollt ist, noch, dass dies heute noch getan werden soll. Diese Form des Strafens war damals einfach üblich.

Wie das Beispiel mit den kriegführenden Göttern im vorherigen Kapitel zeigt, gleichen Theologen die Vorstellung von Gott fortlaufend den gesellschaftlichen Umständen an. Auch heute wird das, was als Gottes Werk bezeichnet wird, beeinflusst von Politik, Philosophie und naturwissenschaftlichen Erkenntnissen. Die dem Untergang geweihte «Hure Babylon» der Johannes-Apokalypse im Neuen Testament wurde zum Beispiel 90 nach Christus mit Rom identifiziert, der deutsche Reformator Martin Luther (1483–1546) interpretierte vor fünfhundert Jahren den Papst in die Hure, und zur Zeit des Kalten Krieges wurde sie mit dem Kommunismus gleichgesetzt.

Ein anderes Beispiel ist die Interpretation Gottes als Schöpfer der Welt.

Am Anfang schuf Gott Himmel und Erde. Und die Erde war wüst und leer, und es war finster auf der Tiefe; und der Geist Gottes schwebte auf dem Wasser.

Während es vor zweitausendfünfhundert Jahren noch plausibel schien, dass Himmel, Licht und Mensch Gottes Werk sind, verfügen wir heute dank Physikerinnen, Chemikern und Biologen über andere Erklärungsmodelle. Deshalb wird an den theologischen Fakultäten nach Interpretationen der Schöpfungsgeschichte gesucht, die naturwissenschaftlichen Erkenntnissen nicht widersprechen. So wird Gott in der sogenannten Prozesstheologie zum Beispiel als jener Prozess beschrieben, der aus einer Anzahl von Entwicklungsmöglichkeiten eine auswählt. Oder es wird erklärt, die Naturwissenschaften könnten keine Aussage über Gott machen, weil ihre Erklärungsmodelle für Theologie ebenso wenig taugten wie für Literatur oder bildende Kunst.

Die Menschen vor zweitausend Jahren haben sich Gott anders vorgestellt, als er von Theologen heute gedacht und beschrieben wird, obwohl zu beiden Zeiten biblische Schriften gelesen und interpretiert wurden. Folglich kann die Bibel nur Leitfaden für moralische Handlungen sein und Ideen von Gottesvorstellungen vermitteln, aber nichts Endgültiges. Ihr Inhalt und das damit verbundene Gottesbild muss in die jeweilige Zeit übersetzt werden.

Die Reformatoren gingen so weit, dass sie sie in die Volkssprachen übersetzten, damit jeder und jede darin lesen konnte. Damit nahmen sie die Auslegung der Bibel aus den Händen der Priester und legten sie in die Hände aller des Lesens Mächtigen.

Luther wollte wie andere Reformatoren, dass sich jeder selbst eine Meinung bilden kann zu den Schriften des Neuen und Alten Testaments. Damit demokratisierte er zwar die Kirche, aber er ermöglichte es auch mehr Menschen als zuvor, durch Simplifizierungen und Populismus einfache Botschaften unter die Leute zu bringen. Nun war es nicht mehr nur Priestern, sondern auch Händlern, Lehrern, Krankenschwestern und Bauern möglich, ihre Wahrheit mittels Bibeltexten religiös zu verbrämen. Man könnte sagen, dass zu Luthers

Zeiten mit der Bibel geschah, was heute mit den Medien geschieht: Ihre Aussagen wurden nicht mehr von Fachpersonen bestimmt, sondern von allen, die das wollten. Deshalb halten die protestantischen Kirchen noch heute an der Deutungshoheit der Bibel von Pfarrerinnen und Pfarrern fest, obwohl Luther «die Priesterschaft aller Gläubigen» propagiert hatte.

Warum gelten alle Menschen als Sünder?

Die wohl berühmteste Geschichte der Bibel ist jene von Adam und Eva. In christlich und jüdisch geprägten Ländern gehört es zum Allgemeinwissen, dass die beiden in eine Frucht des Baumes der Erkenntnis gebissen haben, obwohl Gott dies nicht wollte. Dadurch seien sie zu Sündern geworden, wird gepredigt. Doch stimmt das? Und weshalb steht Erkenntnis im Christentum im Verdacht der Sünde, während sie im Buddhismus als höchstes Gut gilt? Was bedeutet Sünde?

Obwohl die meisten Menschen heute einen Säugling keinesfalls als sündig bezeichnen würden, ist die Idee der Sünde noch immer so wirkmächtig, dass sie die Gesellschaft prägt und sogar Unreligiöse knechtet. Wir fühlen uns zum Beispiel schuldig, sobald wir gegen eine moralische Regel oder einen Wunsch eines Mitmenschen verstoßen oder wir glauben, für etwas büßen zu müssen, das unvernünftig war. Sogar im täglichen Sprachgebrauch ist das religiöse Wort noch immer präsent. Haben wir etwas zu sehr der Schokolade zugesprochen, sagen wir: «Heute habe ich ganz schön gesündigt.»

Warum meinen viele Menschen, Sünder zu sein? Hat dies mit den hohen Ansprüchen an uns und unsere Mitmenschen zu tun, denen wir uns nicht gewachsen fühlen? Diese Fragen stellte ich mir anlässlich einer Einladung zum Predigen im Rahmen einer Schriftstellergottesdienstreihe. Zur Vorbereitung las ich mehrmals hintereinander die Schöpfungsgeschichte und stellte theologische Nachforschungen an.

Beim Lesen der Erzählung mit Adam, Eva, Gott, Baum der Erkenntnis und Schlange in den Hauptrollen war ich überrascht: Das Wort Sünde taucht darin nicht auf. Erst beim Bruderzwist zwischen Kain und Abel ist explizit von Sünde die Rede. An dieser Stelle verstehe ich den Begriff, denn der Streit zwischen den Nachkommen Adams und Evas gipfelt in der Ermordung Abels. Mord verstößt gegen die Zehn Gebote und gegen weltliche Gesetze, weshalb auch ich die Tat als Sünde bezeichnen würde. Doch die wenigsten Menschen sind Mörder – Säuglinge schon gar nicht. Warum gelten dennoch alle als Sünder?

Der erste Theologe, der nachweislich diese Meinung vertrat, ist Apostel Paulus. Er schrieb im neutestamentlichen Römerbrief, seit Adam und Evas Biss in die Frucht des Baums der Erkenntnis seien alle Menschen Sünder.

Aber was soll schlecht sein an «durch Erfahrung gewonnener Einsicht», wie das Wort «Erkenntnis» im Duden erklärt wird?

Als Kind zu begreifen, dass es sich die Finger verbrennt, wenn es auf die heiße Herdplatte fasst, ist eine nützliche Einsicht. Auch die Erkenntnis, dass ich als Austauschschülerin Thai lernen musste, um nicht einsam zu sein, hatte mich in meiner Entwicklung weitergebracht. Bitter war es, einsehen zu müssen, dass Liebe nicht zwingend zu einer Liebesbeziehung führt und dass der Arbeitsmarkt fremdelt gegenüber Leuten, die keine geradlinige Karriere gemacht, sondern sich auf verschiedenen Feldern bewiesen haben. Aber «sündig» war keine dieser Erfahrungen. Erkenntnisse sind Voraussetzung für Entwicklung und Wandel und deshalb nichts Schlechtes.

Was also hat es mit der Frucht vom «Baum der Erkenntnis von Gut und Böse» auf sich, die Adam und Eva Apostel Paulus zufolge zu Sündern machte?

In der Sekundärliteratur stieß ich auf eine erhellende Übersetzung: Der Ausdruck «Erkenntnis von Gut und Böse» bedeutet im alttestamentlichen hebräischen Sprachgebrauch «Erfahrung von allem». Adam und Eva wollten also Erfahrungen sammeln. Diese Übersetzung führt zu einer anderen Interpretation der Schöpfungsgeschichte, als sie in Kirchen gemeinhin zum Besten gegeben wird. In dieser Interpretation ist der Mensch in Ordnung, wie er ist. Denn zu Beginn der Schöpfungsgeschichte heißt es:

Gott schuf den Menschen zu seinem Bilde, zum Bilde Gottes schuf er ihn; und schuf sie als Mann und Frau.

Und Gott sah an alles, was er gemacht hatte, und siehe, es war sehr gut.

Gott mochte also seine Geschöpfe. Er vertraute auf die Abbilder seiner Selbst. Deshalb gab er den beiden Menschen im Garten Eden die Fähigkeit, eine Wahl zu treffen:

Und Gott der HERR gebot dem Menschen und sprach: Du darfst essen von allen Bäumen im Garten, aber von dem Baum der Erkenntnis des Guten und Bösen sollst du nicht essen; denn an dem Tage, da du von ihm isst, musst du des Todes sterben.

In der Erzählung warnt Gott Adam und Eva zwar davor, vom Baum der Erkenntnis zu kosten, überlässt den Entscheid jedoch ihnen. Seine Warnung lese ich als Zeichen seiner Fürsorglichkeit, nicht als Drohung. Als Erschaffer des Paradieses wusste Gott, dass «Erfahrungen von allem» schmerzhaft sein können.

Nimmt man die Geschichte ernst, bedeutet dies, dass Gott dem Menschenpaar gerne Leidvolles erspart hätte. Doch Adam und Eva konnten sich Schmerz nicht vorstellen – sie hatten nie welchen erlebt. Deshalb nahm Eva hungrig nach Erfahrung die Frucht vom Baum. Die beiden bissen hinein und erlebten laut Bibel prompt Scham, Angst, Schmerz und Hunger. Aus ihrer unsterblichen Seligkeit wurde sterbliche Existenz.

Die Geschichte spiegelt das Lebensgefühl der Menschen vor rund zweitausendfünfhundert Jahren, der Zeit der Niederschrift des Textes. Sie empfanden ihre Existenz mit Dürren, Heuschreckenplagen, Krankheit, Hunger, hoher Kindersterblichkeit und Stammeskriegen als Strafe – warum sonst sollte ihr Leben beschwerlich und leidvoll sein, obwohl Gott gütig war? Die Schöpfungsgeschichte gab diesem Leid einen Grund: Sie büßten damit für die Neugierde ihrer Vorfahren Adam und Eva. Auch ihre Sehnsucht nach paradiesischer Natur, wasserreichen Flüssen, ertragreichen Bäumen, Gesundheit und Frieden ist in der Erzählung enthalten. Sie ließ die Menschen damals wohl hoffen, irgendwann keine Dürren und Plagen, Krankheiten und Unfälle mehr erleben zu müssen. Diese Hoffnung teilen wir mit unseren Vorfahren. Nur versuchen wir, Krankheiten und Plagen mit wissenschaftlichen Erkenntnissen zu überwinden.

Ich lese die Geschichte von Adam und Eva anders als die Menschen vor zweitausendfünfhundert Jahren, obwohl auch ich mich nach einem paradiesischen Ort ohne Leiden sehne: Adam und Eva nutzten mit ihrer Entscheidung fürs Erfahrungenmachen eine Möglichkeit, die der Schöpfer dem Text zufolge selbst geschaffen hatte. Gott will nicht bis ins Letzte über die zwei Menschen bestimmen, sonst hätte er, bleibt man in der Logik der Geschichte, den Baum entweder nicht gepflanzt oder das Paar davon abgehalten, davon zu kosten.

Wie gesagt, von Sünde ist im Schöpfungstext nicht die Rede. Gott führt im Text lediglich die Konsequenzen der Entscheidung, «Erfahrungen von allem» zu machen, auf: zum Beispiel hart zu arbeiten, unter Schmerzen Kinder zu gebären und zu sterben.

Aus diesem Grund würde ich Adam und Eva nicht wie Paulus als Sünder bezeichnen, sondern als Menschen, die leidvolle Erfahrungen machen und erleben, dass die Liebe und Nähe Gottes nicht mehr allzeit zu spüren ist. Diese Gottesferne wird theologisch als Erbsünde bezeichnet.

Heute betrauern wohl weniger Menschen als damals die vermeintliche Trennung von Gott. Wir erwarten nicht mehr, von Göttlichem beschützt und geführt zu werden, sondern vertrauen auf unseren Verstand, auf technische Hilfsmittel und auf die Vorsorge gegen Unwetter, Arbeitsverlust oder Krankheit. Soweit wir können, übernehmen wir die Verantwortung für unser Leben selbst, und wir wissen, dass Gott, sollte er existieren, Schicksalsschläge nicht verhindert. Auch wenn Statistiken Gläubigen mehr Lebenszufriedenheit bescheinigen als Nichtgläubigen, ist Gott für die wenigsten Menschen ein Heilsversprechen. Wir haben das Getrenntsein von Gott oder seine Nichtexistenz akzeptiert und uns damit arrangiert.

Doch auch wir sehnen uns nach Liebe, Verbundenheit und dem Vertrauen, dass alles gut wird. Auch wir suchen nach dem Sinn des Lebens – vielleicht noch mehr als die Menschen zu Zeiten des Alten Testaments, weil wir weniger mit Nahrungsbeschaffung, Krankheiten und Verteidigung unseres Reviers beschäftigt sind, als sie es waren. Durch all die Möglichkeiten, die uns das Leben heute bietet, sind wir gezwungen, uns mit uns zu beschäftigen. Wir kommen nicht darum herum, Entscheidungen zu fällen, eine Wahl zu treffen. Unser Leben dem Schicksal – oder Gott – zu überlassen kommt für uns kaum in Frage. Wir wollen Kontrolle. Sogar über den

Zeitpunkt des Sterbens möchten heute viele Menschen selbst bestimmen können. Schmerzen, Schwäche und Ohnmachtsgefühlen weichen wir, wo auch immer möglich, aus. Selbstbestimmung gilt gesellschaftlich als unhinterfragbarer Wert.

Der Mensch sei seit der Vertreibung aus dem Paradies selbstbezogen, sagte der Reformator Martin Luther. Er nannte diesen Zustand «in sich gekrümmt sein». Wir würden das heute wohl so übersetzen, dass wir in unserem Ego gefangen sind. Jeder betrachtet sich als Mittelpunkt seines Lebens, jeder glaubt, etwas Besonderes sein, etwas Besonderes leisten zu müssen. Jeder strebt nach Bedeutung, Erfolg und Sicherheit. Doch nicht einmal darauf vertrauen wir. Ich jedenfalls habe schon öfter erlebt, dass ich ein erreichtes Ziel kaum gefeiert habe. Kaum kann ich ernten, was ich erarbeitet habe, wende ich mich einer neuen Aufgabe zu, strebe ich weiter. Denn Anerkennung stillt das Bedürfnis nach Liebe, Geborgenheit und Zugehörigkeit nicht. Deshalb leisten wir weiter unser Möglichstes, wir suchen weiter nach Sinn, wenden uns Spiritualität zu oder betäuben uns mit Alkohol und Drogen, wenn die Sehnsucht nach Liebe, Geborgenheit und Zugehörigkeit nicht gestillt werden kann.

Ist dieses ungestillte Bedürfnis Sünde? Oder ist es Leid, wie es die Buddhisten ausdrücken? Mir scheint das Wort Leid treffender für unerfüllte Sehnsüchte. Eine Sünde begeht man, Leid erfährt man.

Die Kirchen kümmern sich um dieses Leid auf ihre Weise. Priester heben die Erbsünde mit der Taufe auf, Pfarrerinnen sichern dem Täufling Zugehörigkeit zur Gemeinschaft der Gläubigen und den Zuspruch Gottes zu. Gott stille die Sehnsucht nach Liebe und Geborgenheit, so das Versprechen. Durch den Glauben an ihn könne der Mensch Sünde loswerden. Aber kann man diesem Versprechen glauben? Ich denke nicht. Würde Gott alle kirchlichen Versprechen einhalten, zweifelte niemand an ihm. Und die Zahl der Gläubigen und der Kirchenmitglieder nähme nicht seit Jahren kontinuierlich ab.

Nichtsdestotrotz verordnen römisch-katholische Geistliche weiterhin Ablasshandlungen in Form von Beichten, Wallfahrten oder Bußgebeten gegen sündige Regelverstöße wie etwa Ehebruch oder Neid. Die Reformierten sind noch unbarmherziger. Sie lehren, dass man Gott im Gebet zwar um Vergebung und um Liebe bitten kann, aber auf Gott Einfluss zu nehmen ist dem evangelischem Dogma zufolge nicht einmal durch Taufe und Abendmahl möglich. Weder das Bitten noch gute Taten oder besondere Leistungen führen dazu, dass Gott sich einem Menschen nähert. Der Mensch bleibt in diesem Verständnis so lange von Gott getrennt, bis sich dieser ihm offenbart. Das kann in jedem Moment oder auch nie geschehen.

Ist es Trost oder trostlos, wenn Gott für den Menschen unerreichbar ist, der Mensch also im kirchlichen Verständnis bis zur Erlösung Sünder bleibt?

Trostlos ist, dass der Mensch im Verständnis der Reformatoren nichts tun kann, um sich mit Gott zu verbinden. Er ist ausgeliefert, ohnmächtig. Tröstlich ist, dass der Mensch auch nichts dafür tun muss. Gottes Nähe ist in diesem Verständnis ein Geschenk. Durch einen sogenannten Gnadenakt kann Gott sich jederzeit offenbaren. Jeder, auch ein Mörder, kann göttlich beschenkt werden.

Ich persönlich finde es tröstlich, dass meine Leistungen spirituell betrachtet irrelevant sind. Dies entlastet mich vom Druck, etwas erreichen zu müssen, gut sein zu müssen, überhaupt irgend etwas sein oder machen zu müssen. Ich glaube jedoch nicht, dass ich nichts tun kann, um in Kontakt zu kommen mit Gott, oder in meinen Worten, mit einer alles verbindenden Dimension. Aus Erfahrung heraus bin ich zur Ansicht gekommen, dass ich mich dafür öffnen kann. Ich kann spirituelle Berührung zulassen – von wem oder was sie auch kommt.

Muss ich glauben? Kann ich glauben?

Um von Gott berührt zu werden, brauchen wir nichts zu tun. Wir müssen ihn nicht anbeten, nicht besingen. Warum besteht die Kirche trotzdem auf Bekenntnissen, auf Glauben? Was ist mit Glauben gemeint?

Predigen Pfarrer und Pfarrerinnen, sprechen sie über das Glauben, als wäre es eine Selbstverständlichkeit. Sie sagen: «Wir bitten Dich, Gott.» «Jesus ist für uns gestorben.» «Sein Vater vergibt uns unsere Schuld.» «Von ihm bekommen wir unser tägliches Brot.» Hört man ihnen zu, scheinen die Verhältnisse im Himmel und auf Erden klar zu sein: Oben sind Gott und Jesus, unten der Mensch, der durch den Glauben an beide erlöst wird. Doch ich fühle ich mich in diesen Predigten nicht mitgemeint mit dem «uns» und dem «wir». Ich zweifle daran, dass Gott für mein Essen sorgt, und ich hoffe, dass Jesus nicht für mich gestorben ist. Für mich soll niemand sterben müssen.

Theologinnen und Theologen sagen im persönlichen Gespräch, der Zweifel gehöre zum Glauben, doch auch diese Erklärung setzt voraus, dass geglaubt wird. Glauben gilt in Kirchen aller Konfessionen als Prämisse für Gottes Gnade, also für seine Nähe zu einem Menschen, obwohl zum Beispiel der Mystiker und Theologe Meister Eckhart (1260–1328) im Mittelalter predigte, dass Gottes Liebe eine Selbstverständlichkeit sei, keine Gnade, die nur der erfahren könne, wer glaube.

Es ist paradox: Die Kirche lehrt, Glauben sei Voraussetzung für die Gnade Gottes, und gleichzeitig gilt der Glaube selbst als Gottes Gnade. Wer soll da noch mitkommen? Wer soll da auf Gott vertrauen können, wo doch Ungläubige damit gleich doppelt ausgeschlossen werden: Erstens wurden sie nicht mit Glaube beschenkt von Gott, und zweitens können sie nicht erlöst werden, weil sie nicht glauben. Wer Gottes Gnade hingegen erlebt, ist mit Seligkeit und Glaube beschenkt.

In der Dogmatik des Heidelberger Professors Wilfried Härle, Pflichtlektüre an der Zürcher Universität für Erstsemesterstudenten in systematischer Theologie, heißt es: *Indem ein Mensch glaubt, hat er Anteil am Heil – nicht weil er es verdient, sondern indem er es empfängt.* Unter Glauben versteht der systematische Theologe *Dasein bestimmendes Vertrauen,* das *unbedingt* ist und sich auf *ein bestimmtes Gegenüber,* also Gott, richtet.

Gemeint ist also nicht der offene Glaube an «eine Kraft» oder «höhere Macht» oder das «Vertrauen in sich selbst», wie es viele Menschen formulieren, wenn sie auf das Thema zu sprechen kommen. Heilung oder Erlösung kann in dieser Interpretation nur derjenige erfahren, der an ein *bestimmtes Gegenüber* glaubt. Dieses Gegenüber wird in der Kirche mit *Du, Herr, Vater, Sohn* und *Heiliger Geist* angeredet. Auch sonst werden die Glaubensinhalte festgelegt und vermittelt. In der Kirchenordnung der Reformierten Kirche Kanton Zürich heißt es beispielsweise:

Kirche ist überall, wo Menschen Gott als den Schöpfer anerkennen, wo sie Jesus Christus als das Haupt der Gemeinde und als den Herrn und Versöhner der Welt bekennen und wo Menschen durch den Heiligen Geist zum Glauben gerufen und so zu lebendiger Gemeinschaft verbunden werden. Kirche ist überall, wo Menschen durch Glaube, Hoffnung und Liebe das Reich Gottes in Wort und Tat bezeugen.

Bezeugt wird der Glaube in fast allen Kirchen der Welt mit dem apostolischen Bekenntnis:

Ich glaube an Gott, den Vater,
den Allmächtigen,
den Schöpfer des Himmels und der Erde.

Und an Jesus Christus,
seinen eingeborenen Sohn, unsern Herrn,
empfangen durch den Heiligen Geist,
geboren von der Jungfrau Maria,
gelitten unter Pontius Pilatus,
gekreuzigt, gestorben und begraben,
hinabgestiegen in das Reich des Todes,
am dritten Tage auferstanden von den Toten,
aufgefahren in den Himmel;
er sitzt zur Rechten Gottes,
des allmächtigen Vaters;
von dort wird er kommen,
zu richten die Lebenden und die Toten.

Ich glaube an den Heiligen Geist,
die heilige christliche Kirche,
Gemeinschaft der Heiligen,
Vergebung der Sünden,
Auferstehung der Toten
und das ewige Leben.

Wer kann heute noch an die Jungferngeburt glauben, einen sogenannten «eingeborenen Sohn», der über Lebende und Tote richtet oder einen «allmächtigen Vater»? Ich nicht. Wie wohl die meisten Erwachsenen habe ich sowohl den Glauben an Feen und Prinzen hinter mir gelassen als auch die Vorstellung von Gotteswesen, die unsichtbar zwischen Himmel und Erde regieren. Als Kind der Aufklärung bin ich zwar offen für unsichtbare Dimensionen in mir und um mich, aber der naive Geisterglaube, mit dem ich Ausdrücke wie «Gemeinschaft der Heiligen» oder «Auferstehung der Toten» verbinde, ist mir abhandengekommen. Ich müsste sie in meine Sprache und Lebenswelt übersetzen, um etwas darin erkennen zu können, das mit mir zu tun hat – was ich im vierten Teil des Buches versuche.

Als protestantische Zürcherin musste ich zwar das Glaubensbekenntnis nie im Beisein einer Pfarrerin oder eines Priesters herunterbeten. In der reformierten Kirche Zürich gilt Bekenntnisfreiheit. Doch auch hier lassen einige Pfarrerinnen und Pfarrer ihre Mitglieder im Gottesdienst den zentralen Aussagen der Bibel zustimmen, denn selbst bei ihnen gilt: Wer Christ ist, glaubt an den dreifaltigen und allmächtigen Gott, an Jesus Christus als von Gott gesandtes freiwilliges Menschenopfer, an die Erlösung aller Christen durch Jesu Auferstehung und an ein ewiges Leben nach dem Tod.

Auch die Form des Glaubens ist festgelegt: Taufe, Abendmahl, Bekenntnis, Gebet, kirchliche Mündigkeitsfeier, teilweise auch Buße, Beichte, Kommunion, Abdankung und je nach Konfession andere Sakramente wie etwa Hochzeit oder letzte Salbung.

Wen wundert es angesichts dieser Vorschriften, dass an Selbstverantwortung orientierte Menschen den Kirchen den Rücken kehren, weil sie sich bevormundet fühlen oder Spiritualität nicht mit einem Opfertod in Verbindung bringen, sondern mit dem Durchatmen auf einer Bergwanderung, mit dem Staunen über die Vielfalt der Unterwasserwelt beim Tauchen oder dem Besuch einer Tanzaufführung, die alle Sinne anspricht?

Ich nahm das kirchliche Glaubensdogma lange gleichgültig zur Kenntnis. Ich kann damit leben, mich nicht zugehörig zu fühlen zur «heiligen christlichen Kirche». Ich kann damit leben, nach Ansicht der dogmatischen Kirchenlehre nicht gläubig zu sein. Doch ich denke, dass diese enge Definition des Glaubens all jene ausschließt, die offen sind für Spiritualität, aber eine andere Vorstellung davon haben.

Inzwischen stört mich das Glaubensdogma, weil es im Namen der Nächstenliebe den Glauben und damit die Menschen beurteilt. Es wird unterschieden zwischen dem «richtigen» Glauben der Kirche und dem anderen, oft als «esoterisch» belächelten Glaube, der von den Dogmen abweicht.

Meiner Meinung hat keine Institution das Recht dazu, Glaube zu bewerten. Besonders anmaßend kommen mir menschliche und institutionelle Urteile vor, die im Namen von Gott getroffen werden, weil ihn niemand wirklich kennt. Also kann auch niemand in seinem Namen urteilen.

Andere aufgrund ihres Glaubens zu beurteilen führt in letzter Konsequenz zu konfessionellen und interreligiösen Glaubenskriegen, wie sie leider auf der ganzen Welt und in allen Religionen Tradition haben. Deshalb sind in meinen Augen Politikerinnen und Religionsvertreter, die zwischen richtig- und falschgläubigen Menschen unterscheiden, eher Brand- als Friedensstifter. Handlungen sollen diskutiert und juristisch beurteilt werden und nicht Annahmen, Überzeugungen, Gesinnung oder Glaube.

Eine Religionspraxis wie der Protestantismus, in der Worte zentral sind, scheint mir besonders anfällig zu sein für Bewertungen, denn Sprache ist interpretationsbedürftig. Deshalb werden sich nicht einmal Menschen gleicher Muttersprache und gleicher kultureller Herkunft darauf einigen können, was unter dem Wort «Gott» zu verstehen ist. Eine schweigende Praxis wie das stille Gebet, Kontemplation oder Meditation erlaubt es hingegen, jenseits von Worten und Inhalten Spiritualität zu leben. Schweigen ist eine universelle Sprache.

Sitzen oder gehen Muslime, Christen, Juden und Buddhisten gemeinsam in Stille, gibt es nur Verbindendes. Das Trennende kommt nicht nur Sprache. Doch das gemeinsame Schweigen über die Konfessionen und Religionen hinweg ist in der kirchlichen Praxis nur in sogenannten interreligiösen Gottesdiensten und in besonderen Einrichtungen Realität.

Meine Kritik am kirchlichen Glaubensdogma ist jedoch nicht nur ethischer Natur. Meiner Erfahrung nach ist Glaube an den kirchlich beglaubigten Gott keine Voraussetzung für den Seelenfrieden. Wie ich in späteren Kapiteln erläutere, habe ich erfahren, dass ich nichts glauben muss, um in die göttliche Sphäre zu treten. Ich muss empfänglich sein, offen für mich, für das Erleben und für andere Menschen, um diese Dimension wahrnehmen zu können. Spiritualität ist nicht an das Glauben gebunden, sondern an das Erfahren durch Körper, Geist und Seele. Sie muss nicht zwingend auf ein bestimmtes Gegenüber, auf ein göttliches Du ausgerichtet sein, sondern sie ermöglicht jedem einen eigenen Zugang zu etwas nicht Definierbarem, Offenem.

Was ist mit jenen, die anders glauben?

Es gibt Menschen, die glauben möchten, aber nicht können. Sie können nicht, weil sie die Inhalte von Bekenntnissen und Gebeten wie ich nicht mit ihrer eigenen Erfahrungswelt zusammenbringen, oder sie hegen grundsätzliche Zweifel an der Existenz einer göttlichen Dimension, obwohl sie sich danach sehnen. Andere meinen, nicht «richtig» zu glauben, weil sie zum Beispiel nicht beten können. Deshalb glauben sie, keine Chance auf Erlösung zu haben. Wie verloren müssen sie sich fühlen, wenn sie von der Kirche auch noch belehrt werden, Gott habe sie nicht zum Glauben erwählt, sonst könnten sie ja glauben!

Ein Medizinstudent erzählte mir einmal von einer katholisch erzogenen alten Dame, die er im Rahmen eines Spiritual-Care-Seminars regelmäßig besuchte. Die Frau hatte den Zweiten Weltkrieg in Deutschland überlebt, war gebrechlich und litt unter familiären Schicksalsschlägen.

«Wofür bestraft mich Gott?», fragte sie den Studenten. «Warum werden meine Gebete nicht erhört?» «Warum kann ich seit dem Krieg nicht mehr glauben?»

Wie kam sie auf den für sie belastenden Gedanken, dass sie nicht glauben kann, obwohl sie betete? Der Grund dafür empört mich noch immer: Der Dame wurde als Kind eingeimpft, wie ein richtiges Gebet zu sein hat, was ein gutes Leben ist, was Glaube ist. Doch sie konnte den priesterlichen Worten weder damals noch heute Genüge tun. Und sie fand in Jesus keinen Trost. Sie fand ihr Leben nicht gut. Das weckte Schuldgefühle in ihr. Hätte sie von der Kirche ein anderes Glaubensverständnis vermittelt bekommen, würde sie sich wahrscheinlich nicht von Gott bestraft fühlen und fände im Gebet zumindest Ruhe.

In einem anderen Fall aus dem Krankenhausalltag erlaubte sich ein strenggläubiger Vater nicht, seinem krebskranken Kind zu sagen, wie sehr es ihm zu schaffen macht, dass es sterben wird. Das Kind fühlte sich deshalb ungeliebt und weinte und schrie die ganze Zeit. Hätte der Vater seine Trauer geäußert, hätte er gegen das Glaubensgebot seiner Kirche verstoßen. In deren Verständnis war es Gottes Wille, dass das Kind starb. Also durfte der fromme Vater weder mit dem nahenden Tod seines geliebten Kindes hadern noch seine Trauer ausdrücken. Dies wäre in seinem Verständnis Gotteslästerung gleich gekommen.

Ich empfinde dies als menschenverachtend. Zudem scheint mir die Haltung selbst dann unlogisch, wenn sie sich auf die Bibel bezieht. Warum durfte der gläubige Vater nicht das tun, was der gläubige Hiob im Alten Testament tat? Hiob klagte nach mehreren Schicksalsschlägen Gott an: *Ausgelöscht sei der Tag, an dem ich geboren bin, und die Nacht, da man sprach: Ein Knabe kam zur Welt!*

Hiob hadert in der Bibel mit Gott, und Gott bestraft ihn nicht dafür, sondern spricht mit ihm. Wie kann ein Geistlicher also darauf kommen, dass ein frommer Vater nicht mit seinem Schicksal hadern darf, obwohl sein Kind todkrank ist?

Ein derartiger Vorfall ist auch in einer staatlich anerkannten Kirche möglich. Da heutzutage die religiös Offenen eher Religionswissenschaften studieren und die Frommen Theologie wählen, nimmt die Zahl derjenigen Pfarrerinnen und

Pfarrer ab, die sich der historisch-kritischen Auslegetradition verpflichtet sehen. Der Dekan der Theologischen Fakultät Zürich erklärte mir im Rahmen eines Interviews, dass sich viele angehende Pfarrer und Pfarrerinnen ihrer Herkunftskirche mehr verpflichtet fühlen als der Wissenschaft. Sie predigen trotz Studium, in dem die Bibel und die Auslegetradition historisch-kritisch vermittelt wird, ihrem persönlichen Glauben entsprechend. Dass andere Menschen anders glauben, nehmen sie zwar zur Kenntnis, aber nicht ernst. Aus innerer Überzeugung heraus setzen sie in ihren Gemeinden entgegen wissenschaftlichem Wissen ihre Lesart der Bibel durch.

Jene Gemeindemitglieder, die nichts mit dieser Interpretation anfangen können, haben dann nur die Wahl, aus der Kirche auszutreten oder auf die aktive Beteiligung in der Gemeinde zu verzichten. In einer anderen Gemeinde dürfen sie zwar am Gottesdienst teilnehmen, haben aber kein Stimmrecht. Ich kenne mehrere engagierte Kirchenmitglieder, die sich aus diesem Grund abgewandt haben von der reformierten Kirche.

Es ist jedoch nicht nur in fundamentalistisch orientierten Kirchgemeinden so, dass einzig die theologische Haltung einer Pfarrerin oder eines Priesters vermittelt wird statt verschiedene Auslegungen von Theologie. Ich habe zum Beispiel noch von keinem Pfarrer von der Prozesstheologie, die auf den englischen Philosophen und Mathematiker Alfred Whitehead (1861–1947) zurückgeht, reden gehört. Der Kern von Whiteheads Überlegung ist, dass sich alles permanent wandelt. Dadurch gelingt es dem Neuen, sich durchzusetzen. Nur so ist seiner Ansicht nach Entwicklung möglich. Die Tatsache, dass es unendlich viele Entwicklungspotenziale gibt, aber nur wenige realisiert werden, erklärte sich der Mathematiker mit göttlichem Wirken.

Auch die Theologie des deutsch-amerikanischen Theologen Paul Tillich (1886–1965), der von der «Erfahrung des Unbedingten» sprach, die nicht von Bibellektüre abhängt, ist mir im kirchlichen Rahmen nie begegnet. Und dass es so etwas wie «mystische Theologie» gibt, die spirituelle Erfahrungen ins Zentrum rückt, erfuhr ich durch Google. Dies ist erstaunlich. Denn die kirchlich vermittelten Dogmen werden in den theologischen Wissenschaften durchaus kontrovers diskutiert und unterschiedlich bewertet. Wissenschaftlich gesehen gibt es nicht die eine richtige Lehre. Doch das vernehmen Kirchgänger nicht.

Ich finde es problematisch, dass der Glaube in den Kirchen aller Konfessionen und Ausrichtungen normiert wird. Denn die römisch-katholische und die protestantische Kirche haben in staatlichen Institutionen wie Fernsehen, Kliniken, Heimen, Bahnhöfen, Flughäfen, Gefängnissen und an anderen weltlichen Orten eine seelsorgerische Monopolstellung inne, obwohl in der Schweiz nur noch rund 25 Prozent der Bevölkerung protestantisch (in Deutschland 22 Prozent) und 38 Prozent römisch-katholisch (in Deutschland 24 Prozent) sind. Rund ein Viertel der deutschen und der Schweizer Bevölkerung ist der Bundesstatistik von 2015 zufolge konfessions- und religionslos. Wer schwer krank in einer staatlichen Klinik liegt oder altershalber in einem städischen Pflege- oder Altersheim wohnt, kann in der Schweiz nur wählen zwischen römisch-katholischer und reformierter Seelsorge. Auch im Radio und Fernsehen werden lediglich protestantische und römisch-katholische Predigten ausgestrahlt. Damit wird nicht nur die Minderheit der Juden, Muslime, Hindus und Buddhisten diskriminiert, sondern es wird auch die große Gruppe jener übergangen, die zwar spirituelle Begleitung wünschen, aber Gott anders verstehen als die Kirchen.

Viele von ihnen fühlen sich von einer konfessionell gebundenen Seelsorgerin nicht verstanden. Sie befürchten, etwas tun zu müssen, das ihnen widerstrebt – zum Beispiel beten –, oder dass sie moralisch bewertet werden. Ein Seelsorger erzählte mir, die meisten Patienten schickten ihn schon an der Schwelle des Krankenzimmers raus, wenn er sagt, er sei protestantischer Pfarrer.

Klar, viele Pfarrerinnen und Pfarrer bemühen sich um Offenheit. Da für sie Gott aber ein «Du» ist, sind ihnen andere Vorstellungen von Transzendenz so fremd wie für mich ihr personaler Gott. Zudem sind die wenigsten Seelsorgerinnen und Pfarrer vertraut mit Spiritualität jenseits von Gebet, Abendmahl oder Gottesdienst. Und sie wissen erstaunlich wenig über andere Religionen. Das buddhistische Konzept der Wiedergeburt oder die hinduistische Karma-Vorstellung sowie Meditationserfahrungen sind jedoch in der Bevölkerung derart verbreitet, dass ein Seelsorger darüber Bescheid wissen müsste, um flexibel auf Patienten reagieren zu können. Deshalb wäre es eigentlich naheliegend, auch seriös ausgebildete Seelsorger anderer Glaubensrichtungen einzusetzen und die Klienten und Patientinnen wählen zu lassen, von wem sie sich spirituell begleiten lassen möchten.

Doch die Kirchen verhindern mit allen Mitteln, dass ihre seelsorgerliche Monopolstellung in staatlichen Institutionen aufgeweicht wird und wehren Bewerbungen von Menschen mit Spiritualitätsstudium, religionswissenschaftlichem oder yogischem, muslimischem, buddhistischem oder jüdischem Hintergrund konsequent ab. Sie bestehen darauf, dass nur Ordinierte, also Pfarrerinnen und Priester, seelsorgerliche Aufgaben übernehmen. Dies sichert den Kirchen die Hoheit über das Gottesverständnis und die exklusive gesellschaftliche Stellung, die sie noch immer innehaben, obwohl die Zahl ihrer Mitglieder nicht mehr der Mehrheit der Bevölkerung entspricht.

Ich kann nicht nachvollziehen, dass Institutionen wie Fernsehanstalten, Kliniken, Heime, Gefängnisse, Bahnhöfe und Flughäfen diese Monopolstellung akzeptieren. Offenbar ist ihnen das Thema Spiritualität zu unwichtig, um sich mit der Kirche anzulegen und die Seelsorge neu zu organisieren. Doch wie ist diese Situation mit der verfassungsmäßig garantierten Glaubensfreiheit vereinbar? Aus staatsbürgerlicher und aus spiritueller Sicht finde ich diesen Zustand fragwürdig.

Wenn die Kirchen vom Staat schon privilegiert werden, müssten sie meiner Meinung nach die Relativität von theologischen Konzepten und die vielen Möglichkeiten der Auslegung der Bibel in Predigten im Fernsehen, Radio, in der Seelsorge, in Gottesdiensten, Schulen und anderen öffentlichen Verlautbarungen vermitteln, statt auf bestimmten Interpretationen und Glaubensinhalten zu bestehen. Dies käme dem persönlichen Wohl und dem Zusammenleben von Gläubigen, Nichtgläubigen und Andersgläubigen zugute.

Wüsste zum Beispiel die alte Dame im Pflegeheim, die meint, nicht glauben zu können, dass sie nach mystischem Gotteskonzept keine Bedingungen erfüllen muss, um von Gott angenommen zu werden, bräuchte sie sich nicht weiter ums Glauben zu kümmern. Sie könnte darauf vertrauen, dass sie von Gott gehört wird, ob sie betet oder nicht. Was ihr ein Priester als Mädchen und junge Frau eingeredet hatte, verlöre dann seine Unbarmherzigkeit.

Warum wird Spiritualität von den Kirchen gering geschätzt?

Weshalb vermitteln Pfarrerinnen und Priester Theologie nicht in ihrer Vielfalt? Warum vermeiden sie es, dazu zu stehen, dass sie vieles, was den Tod, das Leben und Gott betrifft, nicht wissen? Warum haben Kirchen das Bedürfnis, den Glauben inhaltlich zu bestimmen, statt auf die Erfahrung der Einzelnen zu vertrauen?

Trotz der Popularität von Meditation und Mystik unternimmt die Kirche wenig, um diese Form der Theologie und Spiritualität zu pflegen oder gar bekannter zu machen.

Ein Grund dafür sind Skepsis und mangelndes Wissen. Mystische Theologie ist unter anderem durch den Zweiten Weltkrieg in Verruf geraten. Der berühmte Schweizer Theologe Karl Barth (1886–1968) warf ihr vor, sie orientiere sich zu wenig an der Bibel. Da sich die Kirche der «Deutschen Christen», die sich an der Mystik orientierte, mit dem Hitlerregime solidarisierte, wurde Spiritualität erst recht beargwöhnt.

Die Wissenschaft tut sich seit eh und je schwer mit der Mystik. An der Theologischen Fakultät in Zürich gibt es beispielsweise nur wenige Professoren, die sich damit auskennen. Dies hat unter anderem damit zu tun, dass es sehr viel schwieriger ist, wissenschaftlich über spirituelle Erfahrungen zu schreiben, als über Begriffe und Definitionen zu publizieren. Erfahrungen sind subjektiv, also nicht überprüfbar. Da die Theologie an den Fakultäten latent unter Rechtfertigungsdruck steht, weil andere Wissenschaftler die Wissenschaftlichkeit und Notwendigkeit ihres Fachs in Frage stellen, lernen angehende Pfarrerinnen und Pfarrer einzig, wie man sich in wissenschaftlich abgesicherten Begriffen ausdrückt. Spirituelle Erfahrungen, deren Ausdruck und der Umgang damit, sind kein Thema im Studium.

Ein anderer Grund für die Zurückhaltung der Kirchen in Bezug auf Mystik hat mit Macht zu tun: Wer sich auf Gottes Wirken in sich verlässt, braucht keinen Priester, der ihm sagt, was ein gottgerechtes Leben ist und keine Pfarrerin, die ihm das Leben nach dem Tod erklärt. Auch regelmäßige Bibellektüre und Kirchenbesuche sind dafür nicht nötig. Das passt den Kirchen verständlicherweise nicht, weil dies ihre Existenz in Frage stellt. Die Gotteserfahrung entzieht sich ihrer Hoheit. Deshalb setzen sie auf Dogmen, statt auf die spirituelle Reife der Menschen zu vertrauen.

Trotzdem schließen die wenigsten Pfarrerinnen und Priester bewusst jemanden aus. Meist sagen sie, alle seien willkommen und wundern sich, dass diese Aussage keinen Zustrom bewirkt. Meiner Beobachtung nach stellt unter anderem die kirchliche Sprache eine Hürde für viele Menschen dar, also die Art, wie in den Kirchen über Gott, Jesus und den Tod geredet wird.

Ich erinnere mich an die Beerdigung der Mutter eines Freundes in einer reformierten Kirche im Zürcher Oberland. Die Pfarrerin predigte gewandt, mitfühlend, auf die Verstorbene und ihre Söhne zugeschnitten, die Dramaturgie der Trauerfeier war abwechslungsreich und stimmig. Eigentlich ein gelungenes Abschiedsritual. Dennoch befremdete mich der Gottesdienst, denn die Pfarrerin stellte Behauptungen in den Raum, die ich nur schwer nachvollziehen, geschweige denn teilen konnte. Sie verkündete, die Verstorbene habe nun «ewiges Leben». Doch wir wissen nicht, was nach dem Tod ist. Warum also so tun, als ob? Warum nicht sagen, dass das Nichtwissen über Tod und Gott das Sterben schwer macht und die Trauernden belastet? Warum nicht jeden im stillen Gebet für sich formulieren lassen, was er erbittet, statt die Gemeinschaft formelhaft verfasste Glaubenssätze wiederholen zu lassen?

Ich verstehe nicht, warum Pfarrerinnen und Priester Nichtwissen und Ohnmachtsgefühlen ausweichen, indem sie Mutmaßungen als Gewissheiten predigen. Aufgeklärte Gläubige und Nichtgläubige wissen, dass auch Geistliche über die letzten Dinge nur spekulieren können. Deshalb könnten sie ihre Aussagen als Annahmen bezeichnen und Raum lassen für andere Vorstellungen.

Bei einer anderen Beerdigung hatte der Pfarrer mehr Mut zur Lücke. Er machte weder das Leben nach dem Tod noch die Macht Gottes zum Thema. In Anlehnung an die Hypnosetätigkeit des Verstorbenen bezeichnete er Gott schlicht als «safe place». Er wünschte in seiner Predigt den Trauernden, dass sie einen sicheren Ort finden, wo sie Kraft tanken können und an dem sie sich aufgehoben fühlen. Ob sich dieser «safe place» in ihrem Inneren, im Himmel oder in Beziehungen befindet, ließ er offen. Allein durch die ungewohnte Wortwahl schaffte es der Pfarrer, verschiedenen Vorstellungen von Göttlichkeit Raum zu geben.

Leider ist solche Offenheit und sprachliche Eigenständigkeit unter Pfarrpersonen selten. Mir jedenfalls ist sie in keinem anderen Gottesdienst ähnlich überzeugend begegnet.

Austritt aus der Kirche

Trotz meines Ärgers über einfältige und moralisierende Predigten und trotz meiner Skepsis gegenüber kirchlichen Dogmen war ich bis Ende zwanzig Mitglied der reformierten Kirche. Ich war bereit, Kirchensteuern zu zahlen, weil die Institution für alte oder ausgegrenzte Menschen eine soziale und wohltätige Funktion haben kann. Als ich jedoch innerhalb der Stadt meinen Wohnsitz wechselte und sich die neue Kirchgemeinde nicht bei mir meldete, um mich willkommen zu heißen, trat ich aus der Kirche aus. Ich fand, dass ich von einer reichen Institution, für die der Staat Steuern eintreibt, Professionalität und Wertschätzung in der Kommunikation erwarten durfte. Mir kam es vor, als hätte die Kirche es bloß auf mein Geld abgesehen.

Einige Monate nach meinem schriftlichen Austritt meldete sich der Pfarrer der Kirchgemeinde telefonisch bei mir. Er entschuldigte sich und die Angestellten der Kirchgemeinde und bat mich, meinen Austritt zu überdenken. Ich blieb bei meiner Entscheidung. Inzwischen bezweifelte ich, dass die Institution alten und ausgegrenzten Menschen professioneller und aufgeschlossener begegnete als mir.

Der Austritt aus der Kirche war für mich keine große Sache, sondern logische Konsequenz einer Entfremdung, wie sie wohl viele erleben. Im Alter zwischen zwanzig und dreißig Jahren festigen sich persönliche Haltung, politische und moralische Überzeugungen und der Lebensstil allmählich.

Man hinterfragt familiäre und gesellschaftliche Traditionen und verabschiedet all das aus dem Leben, was seinen Zweck verloren hat, um Zeit, Geld und Platz im Kopf zu gewinnen für Neues, für persönlich Bedeutendes. Für mich jedenfalls begann anfang dreißig ein neuer Lebensabschnitt.

Die Entdeckung der Spiritualität

Spiritualität ist im kirchlichen Protestantismus fast nirgends ein Thema. Wohl deshalb war ich mir – wie viele andere – lange Zeit nicht bewusst, was Spiritualität, also das Erleben einer anderen Wirklichkeit, ist. Dabei war ich schon immer offen für das Unsichtbare und Unbenennbare um mich und in mir. Doch erst nach meinem dreißigsten Geburtstag begann ich mich jenseits von Kirche und Glaube damit zu befassen, worum es sich dabei handeln könnte.

Seelennahrung Kunst

Gibt es im Leben mehr zu erreichen, als zu leben?
Habe ich eine Aufgabe? Tue ich das Richtige?
Wo finde ich Zufriedenheit?

Fragen führen uns durchs Dasein – mal dringlicher, mal leiser. Bei mir wurden sie um die dreißig lauter, als ich begann, mich fremd zu fühlen in meinem Leben. Mit Religion hatte dies jedoch nichts zu tun.

Ich hatte mein Ziel, als Journalistin für angesehene Medien zu arbeiten, erreicht und fragte mich, ob das nun alles war. Wollte ich weiterhin nach Geschichten für Schlagzeilen recherchieren, Ungereimtheiten aufdecken und Politiker befragen? Wollte ich ständig darüber urteilen, was andere leisten, statt selbst etwas zu erschaffen? Wollte ich mich weiter täglich in Konkurrenz zu Mitarbeitern und in kritische Distanz zu Gesprächspartnern begeben, statt vertrauensvoll mit Menschen umzugehen? Sollte ich wie bisher alle meine Zeit und Energie in den Beruf stecken und Freundschaften und andere Leidenschaften vernachlässigen? War diese Arbeit das wert?

Auch die Frage nach einer Familie stellte sich. Konnte und wollte ich Kinder erziehen und begleiten, ihnen erste Priorität in meinem Leben einräumen? Konnte und wollte ich mit Veränderungen in meiner Partnerschaft umgehen, die Elternschaft mit sich bringt? Und: Wollte ich an der Seite meines Freundes bleiben, bis unsere Kinder erwachsen wären?

Mir wurde bewusst, dass ich mich nicht bereit fühlte, Mutter zu werden, bevor ich nicht herausgefunden hatte, wie ich mich beruflich entwickeln wollte. Ich sehnte mich nach tieferer Auseinandersetzung mit der Existenz, als dies im Journalismus möglich ist. Ich wollte im Schreiben anderes erkunden als die schwarz-weiß eingefärbten Weltdarstellungen von Politikerinnen, Managern und Chefredakteuren. Mich interessierte, was Menschen antrieb, woran sie litten, was sie verbargen und wonach sie sich sehnten. Dem Lauten und Offensichtlichen, das sich in prägnante Sätze kleiden ließ, misstraute ich. Das alleine machte die Menschen nicht aus.

Ich wünschte mir ein anderes Leben, wusste aber nicht, was das andere war.

Es gibt eine Sehnsucht, die nichts von sich weiß. Erst wenn man sich ihr überlässt, erfährt man, wohin sie einen haben will, heißt es in Martin Walsers Novelle «Mein Jenseits». Diese Sätze treffen mein Lebensgefühl von damals.

In dieser Zeit des Fragens, Ende der 1990er Jahre, machte ich in einer Ausstellung von Mark Rothkos (1903–1970) abstrakten Gemälden eine unerwartete Erfahrung. Während ich vor einem der Ölbilder stand, nahm ich plötzlich die Farbe auf der Haut wahr. Ich sah sie nicht nur, ich fühlte sie. Mir war, als zögen mich die Bilder in einen zeit- und grenzenlosen Raum. Die Gemälde offenbarten ein Jenseits: das Jenseits von Betrachtung und Sprache. Ein Jenseits, das ich teils kannte, teils ahnte. Dort befanden sich Entgrenzung, Trauer und Tod. Es beeindruckte mich tief, dass dies alles mit einem einfarbigen Bild ausgedrückt werden konnte.

In dieser Ausstellung, in diesem Moment, realisierte ich, wie Kunst Sinne, Geist, Verstand und Gefühle gleichzeitig ansprechen kann, ohne eine explizite Aussage zu machen. Aber wie geschah das? Mir wurde klar: Darüber wollte ich mehr wissen.

Ich reduzierte mein Arbeitspensum als Redakteurin bei der *Weltwoche* und begann an der Hochschule der Künste Theorie der Gestaltung und Kunst zu studieren. Da ich seit meiner Kindheit tanzend und singend auf der Bühne gestanden hatte und inzwischen als Mitglied der Tanzkommission staatliche Fördergelder verteilte, wollte ich mich vertieft damit beschäftigen, was Kunst ausmachte.

Meine Hoffnung war, mich dadurch auf eine Art mit der menschlichen Existenz auseinanderzusetzen, die vielschichtiger ist als der Journalismus. Kunst muss sich nicht an Fakten halten, Kunst muss nicht eindeutig sein. Sie darf auf Erklärungen, Begründungen und Logik verzichten. Kunst vertraut auf das, was im Betrachter, der Zuhörerin oder dem Leser geschieht, ohne zu wissen, was das ist. In Kunstwerken, Tanzstücken, Musik, Gedichten und Romanen ist Platz für Verschwiegenes, Verschämtes, Verschmerztes, für Ahnungen und Träume. In der Kunst ist alles erlaubt und möglich: Aggression, Vision, Andeutung, Behauptung, Sinnlichkeit, abgehackte Sätze, Disharmonie, Spiel und vieles mehr.

In der Auseinandersetzung mit Kunst fand ich, was ich gesuchte hatte. Sie bringt mich in Kontakt mit mir und mit dem, was ich rund um mich wahrnehme. Damit scheine ich nicht alleine zu sein. In Scharen strömen die Menschen ins Theater, ins Konzert, in Museen und Bibliotheken. In diesen besonderen, vom Alltag abgeschirmten Räumen lachen und weinen sie, lassen sich unterhalten und inspirieren, werden still und nachdenklich. Mit Musik lassen sie sich von Gefühlen wegtragen, beim Lesen kommen sie auf neue Gedanken, vor einem Bild lächeln sie – oder anders herum. Die Künste berühren, bewegen uns. Sie ermöglichen neue Sichtweisen, schaffen Nähe und Identifikation. Zum Beispiel Filme wie Charlie Chaplins *Modern Times,* in denen wir uns gespiegelt finden: im Gefühl, ein Rädchen im Getriebe zu sein, das weder ruhen noch die Richtung wechseln darf. Der Film weckt die Sehnsucht danach, im Leben nicht nur zu funktionieren, sondern es mit Phantasie und Poesie zu füllen. «Da ist mehr», scheint Charlie Chaplin stellvertretend für die Zuschauer zu sagen.

Dieses «Mehr» fand ich in der Kunst, später auch in der Meditation. Im Kulturtheoriestudium lernte ich für dieses «Mehr» philosophische Begriffe wie «Imaginäres», «Anschauung» oder «Erhabenes» – der Ausdruck «Spiritualität» war mir noch fremd. Jedes dieser Wörter versucht, das Geheimnis der Künste zu beschreiben, schafft es aber nie ganz. Mittels Sprache ist nur eine Annäherung an das Unbenennbare möglich, das Geheimnis bleibt.

Der neuplatonische Philosoph und Mystiker Plotin (ca. 204–270 n. Chr.) bezeichnete Kunst als die erste Stufe auf dem spirituellen Weg. Sie löse uns von der materiellen Welt, hielt er fest. Der deutsche Dichter und Philosoph Friedrich Schiller (1759–1805) schrieb über die besondere Wirkung von Kunst: *Das Gefühl des Erhabenen ist ein gemischtes Gefühl. Es ist eine Zusammensetzung von Wehsein, das sich in seinem höchsten Grad als ein Schauer äußert, und von Frohsein, das bis zum Entzücken steigen kann.*

Im besonderen Maße erlebe ich das beim Hören von Igor Strawinskys (1882–1972) «Sacre du Printemps». Schon als Jugendliche ergriff mich dieses Werk, als ich es im Ballettsaal, in dem ich seit meiner Kindheit täglich trainierte, erstmals gehört hatte. Die Musik und ich werden in diesem Stück eins. Es gibt dann nichts als die kraftvollen Klänge, die stampfend eine Jungfrau opfern, um dem Frühling zu huldigen. Ich weine jedes Mal, als müsste ich das Leben lassen, und bin doch glücklich, dass das Leben für die Dauer des Konzertes außerhalb der Musik nicht existiert. Es gibt mich dann nicht. Es gibt mich nur dann.

Ich denke, auch meine Auftritte als junge Balletttänzerin auf der Bühne des Opernhauses waren erhabene Erfahrungen. Oder spirituelle Erlebnisse. Mir beim Schlussapplaus gewahrzuwerden, wie viele Menschen zugeschaut hatten, als ich tanzend ganz bei mir war, ergriff mich jedes Mal. Alle Selbstzweifel waren weg. Durch das Klatschen des Publikums fühlte ich mich angenommen wie sonst nie. Ich wurde nicht ermahnt, nicht verbessert, nicht kritisiert wie in der Schule, im Tanzunterricht und in der Familie. Der Applaus gab mir das Gefühl, gut zu sein, wie ich war. Ich bedankte mich mit Verneigung, mit Demut und in grenzenloser Freude.

Ein neues Gottesbild dank Yoga

Bewusst in Berührung mit Spiritualität kam ich später, mit Mitte dreißig. Ich studierte im Diplomjahr Kulturtheorie, arbeitete als Journalistin bei einer Kulturzeitschrift und als Dramaturgieassistentin am Theater. Es war eine anstrengende Zeit, die Mehrfachbelastung setzte mir zu. Ich fühlte mich ruhe- und rastlos. Eine Kollegin vom Theater, die merkte, wie gestresst ich war, schlug mir vor, mit ihr zum Yoga zu kommen. «Das wird dir guttun», sagte sie. Ich willigte sofort ein, da ich es liebte, mich zu bewegen.

Die Yogalehrerin, eine Freundin meiner Kollegin, war gerade dabei, die Yogalehrerausbildung abzuschließen und durfte zu Übungszwecken den etwas schmucklosen Raum einer Tanzschule mitbenutzen. Den Spiegel hatte sie mit einem Vorhang verdeckt.

Ich setzte mich mit den anderen im Schneidersitz auf eine Matte. Um frei in den Bauch atmen zu können, müssten die Knie näher beim Boden sein als die Hüftknochen, erklärte die Lehrerin und schob mir eine gefaltete Decke unter den Po.

Danach erklärte sie den Ablauf der Lektion: OM singen, Übungen in Koordination mit dem Atem, am Schluss regungslos liegend entspannen. Mir riet sie, mich nicht zu überanstrengen und ruhig zu atmen.

Ich fragte, was OM bedeute, denn trotz meiner religiösen Skepsis hatte ich zu großen Respekt vor dem Göttlichen, als dass ich gedankenlos damit umgehen wollte. Die Lehrerin antwortete, der Klang stehe für «mehr als alles», ich müsse aber nicht mitsingen. Also hörte ich erst einmal zu.

Ich mochte die Körperübungen und die Achtsamkeit, mit der sie ausgeführt werden, auf Anhieb. Wie gut das bewusste Atmen, das Dehnen und Kräftigen der Muskeln tat! Ich spürte meinen Körper, wie ich ihn zuletzt als junge Erwachsene beim Tanzen gespürt hatte. Kein Vergleich zum Joggen und dem Krafttraining, das ich damals regelmäßig betrieb. Der ganze Körper fühlte sich warm, geschmeidig, kräftig und leicht an. Ich fühlte ich mich ganz.

Nach der letzten Übung, in der wir minutenlang bewegungslos auf dem Rücken lagen und uns entspannten, fühlte ich mich geistig weit und körperlich entspannt. Das Schönste war jedoch der Abschluss der Lektion: Wir legten die Hände zu der mir aus Thailand vertrauten Wai-Geste zusammen und verneigten uns.

Mir war, als hätte ich etwas Verlorenes wiedergefunden. Das Verbeugen auf der Bühne lebte auf in mir, das Knicksen in Thailand war wieder präsent. In dieser Geste fand ich Hingabe, Versöhnung mit meinem Unperfektsein und Dankbarkeit.

Mit der Verneigung lernte ich den indischen Gruß, das *Namasté*. Die Lehrerin erklärte, wörtlich übersetzt heiße es *Verneigung dir*, manchmal werde es jedoch auch mit *das Licht in mir grüßt das Licht in dir* oder *Gott in mir grüßt Gott in dir* übersetzt.

Das Gottesbild in diesem Gruß sprach mich sofort an: Gott thront hier nicht im Himmel über den Menschen, sondern er ist Teil von ihnen, Teil von mir. Erstmals begegnete ich einer Gottesvorstellung, die mir einleuchtete.

Ohne dass es mir in diesem Moment bewusst war, stahl sich mit dieser ersten Yogastunde Spiritualität in mein Leben.

Besser gesagt, ich realisierte, dass sie schon lange Teil von mir war. Sie war es, die mich ab und zu mich selbst vergessen und gleichzeitig intensiv hatte wahrnehmen lassen. Bis zu dieser Yogastunde hatte ich dieses Empfinden mit Tanz, Musik und Kunst in Verbindung gebracht. Nun fand ich es ohne äußere Reize in mir.

Seit dieser ersten Stunde vor fünfzehn Jahren, habe ich kaum eine Woche ohne Yoga verbracht. Ich lernte bei den Körperübungen, den sogenannten Asanas, viel über meine innere Einstellung, meine Ansprüche an mich, meinen Wunsch nach Perfektion. Ich realisierte, wie zaghaft ich war, wenn es Ungewohntes zu üben gab, und wie selbstverständlich ich das nahm, was mir auf Anhieb gelang.

Anspruchsvolle Yogastellungen wie das Balancieren auf den Armen, Umkehrstellungen wie Kopf- und Handstand oder Gliederverknotungen lehrten mich, geduldig mit mir zu sein und mich meinen Ängsten zu stellen. Ich übte, wiederholte, machte Fortschritte – manchmal ganz kleine. Das ist auch heute noch so, obwohl ich mich nicht mehr im gleichen Maß verbessere wie am Anfang.

Die Aufgabe in jeder Position ist es, trotz Anstrengung gleichmäßig zu atmen. Es geht nicht um das Erreichen, Können und Beherrschen, wie ich es von Ballett und Beruf her gewohnt war, sondern um das Wahrnehmen des Körpers und der Denkprozesse. Will ich eine Stellung erzwingen, stockt mir der Atem, und meine Gedanken rasen. Dann fehlen mir Kraft und Gleichgewicht. Atme ich hingegen lang und regelmäßig, ist mein Geist ruhig, und ich kann auch Übungen ausführen, die ich mir zunächst nicht zutraue, weil sie mir zu schwierig erscheinen.

Beim Einüben des Kopfstandes verzweifelte ich fast: Meine Angst, auf den Rücken zu fallen, erschien mir unüberwindbar. Die Lehrerin sagte, körperlich hätte ich alle Voraussetzungen für die Stellung. Ich wusste, dass sie recht hatte. Ich spürte bis in die Zehen, wie mich meine Angst sabotierte. Die Lehrerin ermunterte mich, den inneren Widerstand zu beobachten und weiter zu üben. Nach Monaten stand ich schließlich auf dem Kopf beziehungsweise auf den Unterarmen. Ich freute mich, die Lehrerin lächelte und – das war's. Wichtiger als der Kopfstand selbst war die Erfahrung, dass Üben alles war, was es zu tun galt. Ich brauche mich weder unter Druck zu setzen noch besonders anzustrengen. Dranbleiben genügt. Eine heilsame Erfahrung für eine ehrgeizige und willensstarke Person, die alles richtig machen möchte und oft an sich zweifelt.

Der Sonnengruß, der einzelne Stellungen tänzerisch miteinander verbindet und den ganzen Körper in Bewegung versetzt, wärmt. Doch der fließende Ablauf, dem man mit der Zeit fast automatisiert folgt, verleitet die Gedanken dazu abzuschweifen – was nicht geschehen sollte. Denn im Yoga wird Achtsamkeit und die Verankerung im Moment eingeübt. In schwierigen Stellungen fällt mir das leichter als in einfachen, weil sie mir volle Konzentration abverlangen. Ich kann nicht auf einem Bein stehen, Arme und Blick zur Decke richten, ruhig atmen und gleichzeitig über etwas nachdenken. Will ich das Gleichgewicht nicht verlieren, bin ich zu Präsenz gezwungen. Vergleichbare Erfahrungen machen Bergwanderer, Musikerinnen oder Kampfsportler. Sind sie nicht vollkommen konzentriert, stürzen sie ab, patzen oder werden geschlagen.

Die Konzentration auf die Übungen ermöglicht nicht nur körperliche Leistung, sondern sie fokussiert die Gedanken. Sie wandern nicht herum und schlagen nicht Alarm wie so oft im Alltag, wenn etwas Unbekanntes auftaucht. Das beruhigt das Nervensystem.

Dass Yoga ein spiritueller Weg ist, war für mich zu Beginn meiner Praxis nicht wichtig. Ich mochte es einfach, den Körper intensiv zu spüren und dadurch zu mir kommen. Nach der Yogastunde fühlte ich mich nicht nur körperlich gestärkt, sondern auch geistig wach und seelisch entspannt. Ich führte dieses Wohlbefinden auch auf die kurze Meditation am Anfang und die Tiefenentspannung in der sogenannten Savasana-Position, der Totenstellung, am Schluss zurück.

In Savasana erlebte ich zum ersten Mal das Verschwinden von Zeit und Raum aus meinem Bewusstsein. Da war kein Gedanke an Vergangenes, keiner an Künftiges. Die mich fordernde Diplomarbeit verschwand aus dem Kopf, das anstehende Gespräch mit dem Theaterdirektor über eine Anstellung als Dramaturgin beschäftigte mich nicht. Auf dem Rücken liegend überließ ich meinen Körper der Schwerkraft, spürte, wo er auf dem Boden auflag und fühlte mich gleichzeitig leicht. Ich versank in der Bewegungslosigkeit, bis es ruhig und weit wurde in mir. Es war, als könne mir nichts etwas anhaben.

Nach der Übung setzte ich mich im Bewusstsein auf, dass ich diese Ruhe und Weite erleben kann, wann immer ich will. Ich brauche mich nur hinzulegen und mich auf die Auflageflächen oder auf die Bauchdecke zu konzentrieren. Die Möglichkeit des Seelenfriedens trage ich in mir.

Hat dieser Zustand mit «Gott in mir» zu tun, wie es der Gruß Namasté ausdrückt? Kommt diese Ruhe Sterben gleich, wie es der Name der Stellung nahelegt?

Wenn man Göttliches als etwas betrachtet, das die Menschen in sich bergen, stösst man in der Stille darauf, da bin ich mir sicher. Man lauscht wie in einer Nachtwache auf das Atmen, schaut in die Dunkelheit und geniesst die ruhige Belebtheit der gedehnten Zeit. Man ist bei sich und fühlt sich gleichzeitig verbunden mit allen Atmenden. Deshalb ist für mich die Totenstellung Savasana ein Moment der Unsterblichkeit. Das Wegfallen von Zeitgefühl, räumlicher Wahrnehmung und das Ausbleiben von quälenden Gedanken haben für mich trotz der kurzen Dauer etwas Ewiges.

Das mag einfach klingen, aber regungslos liegen und sitzen zu bleiben fiel mir anfänglich schwer. Die Gedanken flogen nicht, wie die Lehrerin es formulierte, «wie Wolken vorüber», sondern rasten durch mich hindurch. Die To-do-Liste forderte Aufmerksamkeit, ein Kribbeln im Fuß warnte vor einem Blutstau, ein Satz hörte nicht auf, sich zu wiederholen, und Hunger verleitete mich, darüber nachzudenken, wo ich später einkaufen könnte. Es gab kaum einen Augenblick, in dem es mir gelang, ausschließlich darauf zu achten, wie sich die Bauchdecke mit der Atmung hebt und senkt.

Dennoch mochte ich schon beim ersten Mal die Stille im Raum, die Dunkelheit hinter den geschlossenen Augen und das Gefühl, nichts tun und nichts sein zu müssen. Gelang es mir nach einigem Üben für Augenblicke, in die Lücke zwischen zwei Gedanken zu springen, waren das Momente des Friedens, der Tiefe und Ruhe. Ich fühlte mich sicher und auf besondere Weise verbunden mit mir und den anderen im Raum.

Der Seelenfrieden stellt sich beim Meditieren allerdings nicht immer ein. Manchmal drängen sich Gedanken so stark in den Vordergrund, dass man sich ihnen widmen muss, um sie aufzulösen. Mir wurde dies in der Morgenmeditation eines Yoga-Wochenkurses bewusst. Noch schwer vom Schlaf und der Hitze im Süden Frankreichs, setzte ich mich im Morgengrauen auf meine Matte und zwang mich zur Konzentration auf den Atemfluss. Wie so oft beim Meditieren vor den körperlichen Yoga-Übungen gelang es mir nicht. Meine Gedanken schweiften ab. Sie drehten sich um das Gespräch zweier Kollegen, das ich tags zuvor im Auto mitbekommen hatte. Es ging um Gewinnmaximierung, unter anderem indem man Büromiete einsparte. Die Kollegen, der eine CEO, der andere Berater, waren sich einig, dass Home-Office für den Arbeitgeber profitabel und den Arbeitnehmer praktisch war – sofern die Angestellten überwacht werden konnten und für die privaten Räumlichkeiten nichts bezahlt werden musste. Ich ärgerte mich über die Haltung der Kollegen ihren Angestellten gegenüber und über mich selbst, dass mir das für mich nutzlose Gespräch in der Meditation keine Ruhe ließ.

Weil ich es nicht aus dem Kopf kriegte, konzentrierte ich mich schließlich darauf. Auf einmal wandelte sich meine Abwehr in die Erkenntnis, dass ihre Lebensauffassung meine Art zu leben ermöglichte. Es konnten und sollten sich nicht alle mit Kunst, Theater oder Literatur beschäftigen und in Teilzeit arbeiten sein wie ich. Es musste Menschen geben, die Dinge produzierten, sich um das Anlegen von Geld kümmerten oder Verträge aushandelten. Mir wurde klar, dass jeder von uns auf seine Art seinen Beitrag leisten wollte für eine friedvolle und prosperierende Gesellschaft. Nach dieser Erkenntnis verschwand das Gespräch aus meinen Gedanken, und in mir wurde es still. Das Verhältnis zu den Kollegen war danach von gegenseitiger Herzlichkeit und Respekt geprägt, ohne dass ich je etwas von meiner Meditation erwähnte.

Yoga vermittelte mir also nicht nur ein neues Gottesbild, sondern auch ein großzügigeres Menschenbild. Ich wurde mir und meinen Mitmenschen gegenüber toleranter.

Das Ich enthüllen

Wer bin ich?
Habe ich eine Bestimmung?

Diese Fragen beschäftigten mich auch nach dem Studium an der Hochschule der Künste, obwohl ich bekam, was ich angestrebt hatte: Ich wurde festangestellte Dramaturgin. Die Funktion beschäftigte mich rund um die Uhr. Regisseure riefen mich zu jeder Tages- und Nachtzeit an, um Konzepte zu besprechen oder ihre neueste Idee loszuwerden, die Schauspieler buhlten um meine Aufmerksamkeit, der Intendant wollte, dass ich ihn als einzige Einheimische im Team mit lokalen Persönlichkeiten bekannt machte. Für mich selbst und meine Freunde außerhalb des Theaters blieb keine Zeit. Immer wieder fragte ich mich vor dem Schlafengehen: Was soll das? Warum gebe ich mich selbst auf für die Ideen anderer? Meine Yogastunden waren die einzige Wohltat für mich. Ohne sie hätte ich mich ganz verloren in der Arbeit.

Ich hatte inzwischen in ein anderes Yogastudio gewechselt, wo unter anderem ein kanadischer Lehrer mit großem spirituellem und philosophischem Wissen unterrichtet. Eines Sonntags sagte er zu Beginn der Lektion, die Yogapraxis vertreibe den Nebel um unser Selbst, sodass wir uns selbst immer klarer sähen. Ich horchte auf. Der Satz klang wie ein Versprechen. Er nährte meine Sehnsucht danach zu erfahren, wer ich war und wie ich glücklich werden konnte. Doch wie sollte das Lichten des Nebels vor sich gehen? *Das achtsame Unterscheiden ist das direkte Mittel, um tiefe Erkenntnis zu gewinnen,* heißt es im Yoga-Sutra, das der indische Philosoph Patanjali zwischen dem 2. und 4. Jahrhundert nach Christus geschrieben hatte. Als Methoden zur achtsamen Unterscheidung empfahl er Yogaübungen von Körper (Asanas), Atem (Pranayama) und Geist (Meditation). Sie ermöglichen es dem Übenden mit der Zeit, hinter dem «meinenden Selbst» das «sehende Selbst» zu erkennen, wie es in der deutschen Übersetzung von R. Sriram heißt. Mit «meinendem Selbst» bezeichnete er das permanent wertende Geschnatter im Hirn, das nicht unterscheidet zwischen Vergangenem, Träumen, Lehrsätzen, Hoffnungen und Intuition. Das können Gedanken sein wie «ich darf nicht enttäuschen», «ich bin, was ich arbeite» oder «wenn ich Erfolg habe, werde ich begehrt». Unter «sehendem Selbst» verstand der indische Gelehrte den Kern der Identität, das wahre Ich. Zu diesem Kern könne der Übende vordringen, indem er sich nicht mehr mit den Geistesaktivitäten identifiziere, sondern sie lediglich beobachte. Dies wird in der Meditation geübt.

Ich verstehe das so: Ein Wort soll ein Wort, ein Bild ein Bild, ein Gefühl ein Gefühl sein. All dies ist Teil von mir, macht mich aber nicht aus. Auf die Beispiele bezogen heißt das: Mein wahres Ich wird nicht von Idealem, Ergebnissen oder von der Enttäuschung anderer definiert. Mein wahres Ich liegt auch unter momentaner Trauer oder spontaner Freude. Um mir dessen bewusst zu werden, soll ich zwar meine Denkmuster und Gefühle erkennen, sie jedoch nicht bewerten und mich nicht damit identifizieren. Empfinde ich Freude, soll ich sie wahrnehmen, aber nicht denken, dass ich nur ich bin, wenn ich freudig bin.

Auch von Prägungen und Erwartungen gilt es sich zu lösen. Patanjali nennt dies «die Schleier um das Ich» zu lüften.

Auch dies ist ein Bewusstseinsprozess. Wünsche, Motivationen und Ängste gewahr zu werden und danach zu fragen, ob es sich dabei um Antrainiertes, um Erwartungen anderer oder um eigene Bedürfnisse handelt, ist hilfreich, um zufrieden zu werden.

Mir wurde in einer Meditation einmal bewusst, dass ich aufgrund meiner Erziehung den Satz «Man kann nicht alles haben» verinnerlicht hatte. Ich ging davon aus, nicht alles haben zu dürfen. Das führte dazu, dass ich nicht nur auf andere Menschen argwöhnisch reagierte, wenn sie Liebe, Geld und berufliche Erfüllung für sich beanspruchten, sondern ich gestand mir das Bedürfnis nach Entfaltung *und* Liebe *und* finanzieller Sicherheit nicht zu. Ich glaubte, im Mangel leben zu müssen, weil ich mich beruflich nicht primär an einem hohen Einkommen orientierte, sondern an dem, was mich interessierte. Doch ich litt unter diesem Mangel. Dieses Denkmuster zu durchschauen war der erste Schritt, um mit der Selbstsabotage aufzuhören.

Durch das Meditieren relativiert sich vieles, was einen im Alltag umtreibt. Denn im Zustand von größter Konzentration oder größter Entspannung – auch beim Klettern oder in einer Massage – erlebt man, dass Dinge, die einen zuvor beschäftigten, schwinden. Erlebtes verliert an Bedeutung, Befürchtetes an Bedrohlichkeit, Euphorie schwächt ab. Ein Gefühl von Eintracht stellt sich ein. Es ist, wie wenn unter dem, was eben noch Bedeutung hatte, etwas anderes, Grundlegendes liegt, das nicht verschwindet.

Die innere Form leuchtet hervor – das Licht des Erkenners (des sehenden Selbst) hat sich durchgesetzt. So heißt es im letzten Vers des Yoga-Sutra von Patanjali. Ich nehme an, dass ist das, was ich unter «wahres Ich» verstehe.

Um zu dieser inneren Form zu gelangen, müsse das Bewusstsein geschult werden, lehrte Patanjali. Eine Überzeugung, die vor ihm schon Buddha vertrat.

Doch was bedeutet Bewusstsein? Wie erlangt man es? Was hat es mit Spiritualität zu tun?

In der Psychologie werden verschiedene Arten des Bewusstseins beschrieben: jenes im Wachzustand, jenes im Traum und jenes im spirituellen Erleben. Letztere sind im Gegensatz zum Wachzustand nicht immer zugänglich. Wir können nicht steuern, wann wir etwas davon mitbekommen, aber wir können etwas tun, damit wir merken, wenn aus diesen Sphären etwas in unser Alltagsbewusstsein dringt.

Psychologen benutzen für die Bewusstseinszustände die Begriffe Wachbewusstsein, Unterbewusstsein (das vor allem im Traum aktiv ist) und Überbewusstsein (das sich zum Beispiel im Trancezustand öffnet). Im Überbewusstsein sind Bewusstsein und Erkenntnisse aller Menschen angesiedelt. Es handelt sich um eine Art überpersönliches Wissen. In besonderen Momenten sind wir fähig, diese Erkenntnisse anzuzapfen und sie für uns nutzbar zu machen. Manchmal geschieht das in einem Gedankenblitz, einer Inspiration, manchmal durch Feinfühligkeit und Empathie, manchmal durch Meditation oder Träume. Das Überbewusstsein äußert sich in einem enthobenen Körpergefühl, in einem Verbundenheitsgefühl, in universellem Mitgefühl, in lichten Bildern. Ich habe nach einer Klangtrance einmal mitbekommen, dass eine der Teilnehmerinnen sich während der Klangreise zuerst mit einem Wimmern im Raum – es handelte sich um Atemgeräusche eines Mannes – identifiziert hatte. Etwas in ihr war es, das wimmerte. Im Trancezustand habe sie das Wimmern jedoch plötzlich «einem Wesen» zugeordnet, mit dem sie Mitleid hatte. Mit dem Ich-Gefühl hatte sich also auch ihr Schmerz gelöst, und sie wurde offen für das Leiden anderer.

Vielleicht könnte man auch sagen, für das universelle Leiden, doch Interpretationen von Wahrgenommenem in anderen Bewusstseinszuständen sind schwierig. Wir kennen das vom Träumen: Sie entwischen uns meist gleich nach dem Aufwachen und lassen sich schwerlich nacherzählen. Auch über den Trancezustand zu sprechen ist beinahe unmöglich. Ich jedenfalls kann mit Worten nur annähernd schildern, was ich erlebt und gesehen habe. Ich wurde in gelbes bis bläuliches Licht gesogen, sah Lichtgestalten, Lichtgesichter, ich schwebte außerhalb meines Körpers, fühlte mich leicht, frei und sicher. Mir war danach nicht nach Sprechen zumute. Ich hatte Angst, die Klarheit in meinem Bewusstsein mit Reden zu zerstören. So ergeht es mir auch nach tiefer Versenkung in der Meditation.

In meinem Erleben unterscheiden sich Unter- und Überbewusstsein bezüglich Klarheit und Inhalt. Das Unterbewusstsein ist, wenn ich Zugang habe dazu, reich an alltäglichen wie an phantastischen Formen, Farben, Geschichten und Figuren. Es wird besiedelt von archetypischen Gefühlen wie Ängste, Wünsche und Begierden. Aus Träumen erwachend staune ich immer wieder, was ich gesehen und erlebt habe. Doch davon bleibt selten etwas in Erinnerung. Überbewusste Erfahrungen in der Meditation oder in besonders luziden Momenten sind mir hingegen auch nach Jahren noch deutlich im Gedächtnis. Ich kann sie zwar wie Träume schwerlich in Worte fassen, doch ich sehe sie vor dem geistigen Auge. Sie variieren wenig in puncto Bildern und Farben und sie sind immer positiv.

Nach dem Auftauchen aus dem Unter- und Überbewusstsein staune ich jeweils darüber, was alles in mir ist. Oder müsste ich sagen, was ich alles bin? Ich kann nicht sagen, was am Erlebten von mir stammt und was Teil von etwas Größerem oder Tieferem oder Höherem ist. Das Ich scheint darin aufzugehen. Alles fügt sich zusammen.

Bewusstsein ist ein Zustand, kein Inhalt. Jeder Mensch ist sich etwas anderem bewusst, weil wir uns und unsere Umwelt nicht gleich wahrnehmen. Über die Sprache haben wir uns zwar auf gemeinsame Begriffe für Wahrnehmungsphänomene geeinigt, aber das bedeutet nicht, dass jeder diese Begriffe gleich versteht. Sei es «bedrohlich», «wohlschmeckend» oder die Worte «Erleuchtung» und «Gott» – jeder verbindet etwas anderes damit. Sich bewusst zu werden, dass wir nicht gleich wahrnehmen, denken und empfinden, ist Teil des Selbstbewusstseins. Wir sind verschieden, haben unterschiedliche Vorstellungen von einem sinnvollen Leben und widmen uns verschiedenen Aufgaben. Die einen wollen möglichst viel Geld verdienen und halten damit den Konsum in Gang, andere wollen helfen, Dritte aufklären, Vierte etwas erfinden. Wenn jeder sich seiner selbst und seiner Verantwortung gegenüber sich und der Gesellschaft bewusst ist, trägt diese Vielfalt zur Entfaltung aller bei.

Leider ist das eine Utopie angesichts der realen Missverhältnisse und Machtkonflikte. Eine Utopie, die immerhin ein bisschen real wird, wenn viele nach ihr streben, denn das Bewusstsein beeinflusst unser Denken und das Denken unser Verhalten. Dies ermöglicht neue Erfahrungen. Und neue Erfahrungen erweitern ihrerseits wiederum das Bewusstsein.

Erinnern Sie sich an die Schwierigkeiten, die ich beim Erlernen des Kopfstands beschrieben habe? Ich hatte Angst vor dem Hinfallen und traute mich deshalb nicht, die Füße vom Boden zu lösen. Als ich mir bewusst war, dass mich meine Angst und nicht etwa fehlende Kraft oder mangelndes Gleichgewicht behinderten, übte ich weiter. Eines Tages stand ich auf dem Kopf. Diese Erfahrung erweiterte nicht nur mein Körperbewusstsein, sondern ich lernte, dass ich trotz Angst handeln kann. Die Angst musste nicht weg. Ich musste mir ihrer nur bewusst werden.

Dieser Bewusstseinsprozess oszilliert zwischen Denken und Erfahren. Zunächst findet er auf geistiger und seelischer, später auf der materiellen Ebene statt. Indem mir etwas bewusst wird, verändert sich dieses Etwas, ohne dass ich etwas aktiv daran verändere. Dieser Vorgang wirkt von innen nach außen – wie damals, als ich in der Morgenmeditation das Home-Office-Gespräch der Mitmeditierenden im Kopf hatte und sich meine Einstellung zu ihnen veränderte. Ein gesteigertes Bewusstsein führt zu umfassenderen Erkenntnissen, als wenn man etwas liest oder davon hört. Sie führen unumgänglich zu einem anderen Verhalten.

Doch Erkenntnisse sind nicht die Früchte einer linearen Entwicklung. Es ist nicht so, dass man sich in Phasen intensiver Yogapraxis und Meditation schneller verändert. Es kann plötzlich geschehen, in Hopsern nach vorne sozusagen, manchmal auch in vermeintlichen Rückschritten. Deshalb ist es nicht einfach, diesen Bewusstseinsprozess zu beschreiben.

Wie haben Philosophen und Mystiker dies gemacht?

Am detailliertesten befassen sich buddhistische und yogische Schriften mit Bewusstseinsprozessen, aber auch in christlichen finden sich analytische Erfahrungsberichte. Bei Patanjali, dem Verfasser des Yoga-Sutra, ist der Geist der Ort, an dem durch das Meditieren unterschieden werden kann zwischen Denken und Gedachtem. Denken verbindet Wahrnehmungen mit Erfahrungen, zum Beispiel ein Kribbeln im Fuß mit der Erfahrung eines einst eingeschlafenen Fußes. Gedachtes sind hingegen Schlussfolgerungen aufgrund von früheren Erfahrungen. Sie haben nicht zwingend etwas mit der unmittelbaren Sinneswahrnehmung zu tun. Um beim gleichen Beispiel zu bleiben: Man sitzt in der Meditation und erwartet aufgrund von Erfahrungen ein Kribbeln im Fuß. Das wäre Gedachtes oder wie wir umgangssprachlich sagen: Annahmen. Sie können täuschen. Deshalb bemühen sich die Meditierenden, Empfindungen nicht einzuordnen oder zu bewerten. Kribbelt es im Fuß, denkt sich eine Meditierende «Kribbeln, Fuß» und nicht «gleich schläft mein Fuß ein, weil die Ader abgedrückt wird». Statt sofort die Position zu verändern, beobachtet sie, wie sich das Kribbeln verändert beziehungsweise aus dem Bewusstsein verschwindet. Das heißt nicht, dass der Fuß nicht einschläft, sondern dass die Empfindung nicht mehr alle Gedanken an sich bindet. Da unsere Gedanken permanent in Bewegung sind, vergehen Empfindungen genauso, wie Einfälle sich verflüchtigen. Nichts ist konstant.

Ähnliche Überlegungen hatten zeitgleich mit Patanjali die Philosophen neuplatonischer Richtung im Süden Europas angestellt. Sie sahen in der materiellen Welt keine eigenständige Wirklichkeit. Realität habe einzig das «Eine», der Urgrund allen Seins, schrieben sie. Aus diesem Urgrund entstehe als Erstes der Geist, der zwischen Denken und Gedachtem unterscheide.

Den praktischen Umgang mit dieser Theorie beschrieb Patanjali viel präziser als die Neuplatoniker. Über den Zweck von Meditation, Körper- und Atemübungen heißt es bei ihm beispielsweise: *Die Geistesaktivität kommt zur Ruhe.* Unser Geist, englisch mind, produziere ohne Unterlass und ohne unser Zutun Wellen, d. h. Bilder, Gedanken und Gefühle. Daraus konstruiere er Geschichten. Wir neigten dazu, diese Geschichten für die Wirklichkeit oder gar die Wahrheit zu halten und uns mit ihnen zu identifizieren. Dies könne zu verzerrter oder einseitiger Wahrnehmung und Täuschung führen.

Wir kennen das alle: Wir hören oder sehen etwas, interpretieren es und sind überzeugt, dass unsere Interpretation der Wahrheit entspricht. Dabei vergessen wir bisweilen, dass andere aufgrund ihres Wissens und ihrer Erfahrung zu einer anderen Sicht auf die Dinge kommen können. Wir alle verknüpfen Wahrnehmung mit inneren Geschichten, wodurch die Wahrnehmung verzerrt wird. Deshalb unterscheiden oder widersprechen sich zum Beispiel Zeugenaussagen.

Wenn man sich bewusst wird, was man wahrnimmt und dies unterscheidet von dessen Interpretation, täuscht man sich seltener. Man erkennt, wie einen die eigenen Gedanken und Gefühle steuern. Je nach Deutung befindet man sich in einer anderen Geschichte mit anderen Gefühlen. Durch diese Erkenntnis wird Gegensteuern möglich.

Nehmen wir zum Beispiel an, Sie warten auf die SMS einer geliebten Person. Trifft die Nachricht nicht zum erwarteten Zeitpunkt ein, steigen je nach Prägung und Beziehung Wut, Eifersucht oder Besorgnis in Ihnen auf. Diese Gefühle führen zu Vorstellungen oder Geschichten, die mit der aktuellen Situation unter Umständen nichts zu tun haben. Vielleicht vermuten Sie eine heimliche Liebschaft, gehen von Desinteresse aus oder befürchten, die Person habe einen Unfall gehabt. Ist man sich nicht bewusst, inwiefern man in solchen Momenten Opfer seiner Interpretationen wird, reagiert man entsprechend wütend oder eifersüchtig und stößt mit seinen Vorwürfen bei einer späteren Konfrontation den Geliebten vor den Kopf. Ist man sich seiner Einbildungskraft jedoch bewusst, kann man die Nachricht trotz Wut, Ungeduld oder Ängstlichkeit erwarten, ohne die Umstände zu bewerten.

Dies ist ein alltägliches Beispiel für eine Bewusstwerdung durch Meditation, die mit der Zeit auch im Alltag greift. Bei mir dauerte es Jahre, bis ich mein Verhalten ändern konnte. Denn etwas zu beobachten ist etwas anderes, als es emotional nachvollziehen und entsprechend handeln zu können.

Der von Patanjali beschriebene Prozess hat zunächst nichts mit Spiritualität zu tun. Er ist der Eigenwahrnehmung, der Selbstbeobachtung und Reflexion zu verdanken. Doch durchs Meditieren öffnet sich der Mensch für das Unter- und das Überbewusstsein und alles andere, was er wahrnehmen kann. Deshalb verhilft regelmäßiges Meditieren zu mehr Authentizität, Zufriedenheit und Offenheit – auch für Übersinnliches.

Was Meditation bewirkt

Kann man sich entwickeln,
indem man sich regelmäßig hinsetzt
und das Nichts im Kopf anstrebt?
Wohin führt das Nichts?

Die Wirkungen von Meditation sind mannigfaltig. Regelmäßiges Üben steigert je nach Methode die Konzentrationsfähigkeit, die Wahrnehmung, das Mitgefühl. Außerdem kommt man mit weniger Schlaf aus. Neurologische Untersuchungen des Hirns, unter anderem am Max-Planck-Institut für Kognitions- und Neurowissenschaften in Leipzig, bestätigen das. Auch bei der Bewältigung von Stress und psychischen Problemen hilft die Technik erwiesenermaßen.

In der Spiritualität geht es jedoch nicht um Stressbewältigung oder Leistungssteigerung, sondern um Empfänglichkeit, Erkenntnis und inneren Wandel. Es geht darum, Seelenfrieden zu finden beziehungsweise Gott zu schauen, wie es christliche Mystiker ausdrücken.

Sagt eine Frau zur anderen: Mein Sohn meditiert jeden Tag.

Sagt die andere: Besser als rumsitzen und nichts tun.

In einer Gesellschaft, in der Handeln mehr gilt als Innehalten, ist es eine ungewohnte Vorstellung, dass Wandel möglich wird, indem man nichts tut. Geschehen lassen, akzeptieren, vertrauen darauf, dass das Richtige passiert, fällt schwer – auch mir. Ich bin es gewohnt, hart zu arbeiten, um Ziele zu erreichen, und mit Leistung auf mich aufmerksam zu machen. Ich bin es gewohnt, Verantwortung zu übernehmen. Davon, dass mir etwas geschenkt wird, gehe ich nicht aus. Kann ich nicht handeln, fühle ich mich schnell hilflos, bisweilen sogar ohnmächtig. Gleichzeitig habe ich im Verlaufe meines Lebens erfahren, dass ich mit Wille und Aktivität an Grenzen stoße. Ich kann weder mein Glück noch das anderer erzwingen. Ein selbständiger Werberegisseur, mit dem ich zeitweise in einem Gemeinschaftsatelier arbeite, beschrieb diese Erfahrung einmal treffend: «Die Füße stillzuhalten ist die Königsklassedisziplin des Selbständigseins.» Er habe aufgehört, sich über die Auftragslage Sorgen zu machen, denn sie sei nicht planbar und könne sich jederzeit aus heiterem Himmel ändern.

Auch mir gelang manches gerade deshalb, weil ich «die Füße stillhielt», statt zu handeln. Zum Beispiel wartete ich mehrere Jahre darauf, innerhalb der Wohnbaugenossenschaft eine hellere Wohnung zu bekommen. Zweimal wurde ich unabsichtlich übergangen. Als ich es bemerkte, reagierte ich mit der simplen Bitte, das nächste Mal berücksichtigt zu werden. Kurz darauf wurde mir eine wunderschöne Wohnung angeboten. Keine andere, die vorher frei geworden war, war so hell und so nah am Waldrand des zentrumsnahen Viertels wie diese. Seither sehe ich vom Schreibtisch aus ins Grüne statt auf die Straße und höre den Bach an den Bäumen vorbeirauschen.

Auch in der Liebe kommt man mit dem Willen nicht weit. Nur weil ich will, dass ich geliebt werde und vielleicht sogar alles dafür tue, trifft das nicht ein. Und nur weil ich selbst lieben will, ist es mir nicht automatisch möglich. Eine empfangende Haltung schafft mehr Nähe und Verbundenheit als der Wille, weil sie meinen Blick dafür schärft, was mir gegeben wird. Dies wertzuschätzen ist wichtiger, als etwas Bestimmtes zu suchen.

Manchmal gilt es, bewusst mit Wollen aufzuhören, um frei zu sein für neue Möglichkeiten. So gab ich beispielsweise eine sichere und finanziell attraktive Berufsaussicht nach einigen Monaten auf, weil sie mir nicht entsprach. Eine beunruhigende Situation, da ich nicht wusste, was ich stattdessen anstreben sollte. Genau in diese Zeit fiel die Anfrage für das vorliegende Buch. Wäre sie früher gekommen, hätte ich sie aus zeitlichen Gründen ablehnen müssen, obwohl ich auch dann Lust gehabt hätte, das Buch zu schreiben. Im Nachhinein denke ich, dass dies eine gute Übung in Vertrauen war. Mir, die ungewisse Situationen nicht mag, wurde vorgeführt, dass sich ohne mein Zutun etwas überraschend zum Guten verändern kann.

Vertrauen zu haben in den Lauf der Dinge ist eine anspruchsvolle und bisweilen schmerzhafte Lektion, weil es gilt, Gefühle von Sehnsucht und Ohnmacht zu überwinden. Sehnsucht strebt nach etwas Bestimmtem und verstellt den Blick für etwas anderes. Ohnmacht ist das Resultat von Wollen und Nichtkönnen. Vertrauen basiert hingegen auf der Einsicht, dass dann Gutes geschieht, wenn man es zulässt. Ein starker Wille kann dies behindern, doch ohne Willen gelingt vieles nicht. Schreiben oder Meditieren bedingen zum Beispiel den Willen, es regelmäßig zu tun. Doch der Wille darf sich nicht an sein Ziel klammern. Er muss einsehen, dass etwas Unvorhergesehenes wichtiger sein kann als Bisheriges. Beim Wandern bringt es zum Beispiel nichts, den Gipfel erreichen zu wollen, wenn eine Steinlawine den Weg versperrt. Besser, man lässt von seinem Ziel ab und kehrt um, statt das Leben zu riskieren.

Ein Weg, das Lassen einzuüben, ist Meditation. Still sitzend kann man beobachten, wie sich Ohnmachtsgefühle auflösen, wenn man nicht versucht, sie wegzuschieben oder zu ignorieren. Man erlebt, wie aus dem Nichts Erkenntnisse auftauchen. Auch Klarheit über eine Situation kann sich ergeben, ohne dass man danach sucht. Eine heilsame Erfahrung, finde ich.

Ich habe auch schon Phasen des Meditierens erlebt, in denen ich so von Licht durchflutet war, dass ich mir wünschte, für immer in diesem luziden und glückseligen Zustand leben zu können. Er fühlte sich leicht an, sorgenlos. Mir war, als wäre ich im Verbund mit Lichtwesen von allem Belastenden und Materiellen losgelöst. Wir schwebten in einer anderen Sphäre. Manchmal war ich nach dem Auftauchen aus diesem Zustand traurig, weil er vorbei war. Manchmal hielt die tiefe Zufriedenheit eine Weile an. Die Erinnerung daran ist jedenfalls auch Jahre später sehr klar. Willentlich auslösen oder herbeiführen kann ich diese Erfahrung aber nicht.

Außergewöhnliche Erfahrungen wie diese mache ich nicht oft während der Meditation. Meist hat sie einfach eine beruhigende Wirkung auf mein Gemüt. Doch sie kann auch langweilig sein oder mühsam, etwa wenn körperliche Beschwerden Aufmerksamkeit auf sich ziehen, die Einkaufsliste die Gedanken besetzt, das Atmen eines Mitsitzenden nervt. Manchmal steigen unangenehme Gefühle auf wie Wut, Trauer oder Frustration, die ich im Alltag nicht bemerkt habe und die nun, da es um mich ruhig wird, an die Oberfläche dringen. Manchmal sind da Ideen, manchmal Rastlosigkeit. In der Meditation zeigt sich, was los ist.

Nach rund fünfzehn Jahren beinahe täglicher Yoga- und Meditationspraxis kann ich mir das Leben ohne sie nicht mehr vorstellen. Nicht nur weil sich dadurch für eine Weile die Alltagssorgen relativieren und ich zur Ruhe komme, sondern weil ich dadurch auf eine Art mit mir in Kontakt bin, die mein Denken, Fühlen und Handeln verändert. Eigentlich müsste ich dies in Vergangenheitsform schreiben, denn ich kann dies nur rückblickend feststellen. Aus der Erfahrung heraus glaube ich aber, dass der Prozess weitergeht. Er ist eine langsame, unspektakuläre und heilsame Bewusstseinswerdung, von der ich nicht weiß, wohin sie führt. Wünschen tue ich mir dauerhaften Seelenfrieden. Konkret heißt das, Erwartungen, Zweifel und Ängste ablegen und dem Leben vertrauen zu können. Ich möchte das, was mir in der Stille der Meditation gelingt, in den Alltag übertragen können.

In die Stille führen viele Wege: Die einen finden diesen Zustand durch Yoga, Tai Chi, den Derwischtanz, ein Gebet oder in der Meditation. Andere fühlen sich beim Spazieren im Wald besonders verbunden mit allem, sind in der Kletterwand vollkommen präsent, kommen beim Teigkneten zu sich oder werden beim Tanzen, Musizieren oder Schreiben durchlässig. Entscheidender als die Tätigkeit oder Untätigkeit ist die Haltung der Hingabe. Dadurch wird je nach religiösem Konzept und Sprachgebrauch die Verschmelzung mit Gott möglich oder Erleuchtung, pures Bewusstsein oder innerer Frieden.

Herbeigeführt oder erzwungen werden können spirituelle Erfahrungen weder durch Meditation noch durch eine andere Technik. Meditation ermöglicht sie insofern, als dass sie die Achtsamkeit schult und die Empfänglichkeit für das, was geschehen kann, erhöht. Das regelmäßige Einüben des stillen Seins wirkt ausgleichend auf das Nervensystem und weckt das Gespür für sich und die Mitmenschen. Der Dominikanermönch und Mystiker Johannes Tauler (1300–1361) schrieb: *Sobald (…) Menschen zu sich selbst kommen, haben sie einen klaren, liebevollen Blick auf alle Dinge wie keiner sonst.*

Durch das Meditieren wird die Wahrnehmung geschärft, das Empfinden intensiviert sich. Statt gleichgültiger, wie ich als Teenagerin bei der Beschäftigung mit Buddhismus dachte, wird man durch das Meditieren sensibler und hingebungsvoller. Für feinfühlige Menschen wie mich ist das nicht nur positiv. Ich fühlte mich nach Yoga-Workshops oder einer intensiven Meditationspraxis so dünnhäutig, dass ich Eindrücke und Energien anderer Menschen kaum abwehren konnte. Alles ging in mich hinein. Meine Lehrer rieten mir, in solchen Situationen die Stadt zu meiden und gestressten oder aggressiven Menschen aus dem Weg zu gehen. Mit der Zeit sei die erhöhte Durchlässigkeit kein Problem mehr. Tatsächlich empfinde ich heute nicht nur intensiver als noch vor zehn Jahren, sondern ich nehme die Gefühle auch weniger als Bedrohung wahr. Ich muss ihnen nicht ausweichen, denn ich weiß, dass ich damit umgehen kann. Vermutlich ist dies die Gelassenheit, von der im Buddhismus die Rede ist.

Meditation ist demnach keine Weltflucht, sondern Anleitung zum bewussten Umgang mit sich und der Umwelt. Ihr liegt in allen mystischen Traditionen ein Menschenbild zugrunde, das davon ausgeht, dass sich die Menschen entwickeln möchten und können. Um dies zu erreichen, bedürfen sie weder eines Priesters, Mönchs oder einer Nonne, noch müssen sie eine Heilige anbeten oder sonst religiöse Regeln befolgen. Es genügt, regelmäßig in sich zu gehen und das untätige Sein zu üben.

Dieser Gedanke findet sich auch in der christlichen Mystik: Dominikanermönch Tauler schrieb im Mittelalter: *In der stillen Leere, in der noch niemals ein Wort gesprochen oder ein Werk verrichtet wurde, ist das Sein. (...) Darin gibt es nichts als die reine Gottheit.*

In eine nicht religiöse Sprache übersetzt bedeutet dies,

dass man in der «stillen Leere» ohne gesellschaftlich und familiär geprägte Verhaltensmuster und Idealvorstellungen bei sich selbst sein kann.

Martin Luther, der die Schriften von Johannes Tauler gelesen und geschätzt hatte, teilte den Grundgedanken der Mystiker: Der Mensch ist unabhängig von Leistungen wie Fasten, Ablassbezahlen oder Beichte von Gott angenommen. Gottes Gnade ist ein Geschenk. Nach dieser für ihn persönlich wichtigen Erkenntnis schrieb er: «Nun fühlte ich mich ganz und gar neugeboren.»

Auch wenn wir heute einem anderen Leistungsdenken verpflichtet sind und Gott anders verstehen als Mönch Luther und Tauler, so sind ihre Erkenntnisse noch immer kraftvoll. Sie relativieren unsere Maxime der Selbstoptimierung mit der Botschaft: Wir müssen nicht immer besser werden, um zu genügen. Unsere Würde hängt nicht von Leistung ab. Wenn nicht einmal Gott von uns verlangt, perfekt zu sein, warum sollten wir es von uns verlangen? Schaffen wir es, unsere Unzulänglichkeiten und Eigenheiten zu akzeptieren, finden wir unabhängig vom Gottesglauben ein Stück Seelenfrieden.

Die Bedeutung des Körpers in der yogischen Spiritualität

Im Yoga wird die «stille Leere» nicht nur mir Meditation eingeübt, sondern auch durch Körperübungen. In der Konzentration auf Muskeln, Sehnen, Gelenke und Atem drehen sich Gedanken und Gefühle ums Schwitzen, um Balance, Anspannung, Entspannung, Kraft und Dehnung und nicht um ein Ärgernis im Straßenverkehr, um eine Schikane am Arbeitsplatz oder um Zank mit seinen Kindern. Durch die Übungen verankert man sich und seine Gedanken ganz im Körper und im Moment.

Dies ist eine Haltung, die mir seit meiner Kindheit durch das Balletttraining vertraut ist. Mein Körper war mir schon immer Anker inmitten von Phantasien, Anforderungen und Ideen. Deshalb könnte ich auf die Frage, wer ich bin, statt Beruf, Erinnerungen und Bücher aufzuzählen, wie ein Kind mit dem Zeigefinger auf mein Brustbein tippen und sagen: Ich bin, was von mir zu sehen ist. Ich könnte antworten, ich habe grüne Augen, lange Haare und Schuhgröße 36.

Oftmals wird gesagt, der Mensch unterscheide sich durch das Bewusstsein vom Tier. Die geistigen Erkenntnisse aus den Sinneswahrnehmungen seien es, die uns von anderen Lebewesen abhöben. Doch für Sinneswahrnehmungen benötigt der Mensch einen Körper. Ohne Haut, Augen, Ohren, Nase, Mund und Geschlechtsorgane wären sie nicht möglich.

Der Körper vereint unser Inneres und Äußeres, Materielles und Ideelles, Instinkt und Reflexion. Er ermöglicht uns

Wahrnehmung und Ausdruck. Er verankert uns in der Zeit und zwingt zu Erdverbundenheit in Form von Nahrung und Schlaf.

Mein Körper weiß oft mehr über mich als mein Kopf, denn er registriert fast alles in und um ihn und sendet mir entsprechende Signale. Mit Lust reagiert er auf das, was mir guttut, mit Schmerz mahnt er zu Achtsamkeit. In der Alltagsroutine übersehe ich dies manchmal. Erst im Yoga wird mir bewusst, dass ich die Knie durchdrücke oder die Zähne zusammenpresse. Dabei ist mir mein Körper Lehrer und Heimat. Er ist immer da, er lässt mich atmen und verbindet mich mit anderen.

Über meinen Körper kann etwas geschehen, das auch zur Spiritualität gehört: Entgrenzung durch Hingabe in der Sexualität. Dabei gerate ich gleichzeitig außer mir und in mich hinein. Es ist schon vorgekommen, dass ich im Liebesakt plötzlich in einem Zustand war, den ich von der Meditation her kenne. Ich spreche nicht von einem Kick. Es fühlte sich eher an wie eine ruhige Verschiebung in eine zeit- und raumlose Sphäre.

Spiritualität und Körperlichkeit schließen sich also keinesfalls aus – im Gegenteil. Im Hatha-Yoga, einer tantrischen Yoga-Tradition, gilt der Körper ausdrücklich als Mittel zur geistigen Entwicklung. Er soll nicht durch Askese überwunden, sondern genutzt werden. Deshalb wird im Yoga die Körperwahrnehmung geschult, die Aufmerksamkeit in einzelne Körperregionen gelenkt und die Blut- und Sauerstoffzirkulation mittels Atem- und Körperübungen gesteuert.

Die Beschäftigung mit dem Körper lässt Yogis erkennen, wie der Geist den Körper beeinflusst und umgekehrt. Der Körper kann den Geist beruhigen, Heilung ermöglichen. Umgekehrt kann auch der Geist dem Körper Gutes tun. Yogis machen sich diese Verbundenheit von Körper und Geist mit dem Ziel zunutze, unabhängiger zu werden von instinkthaften Reaktionen.

Dennoch lehrt der indische Gelehrte Patanjali im dritten Yoga-Sutra, man solle es mit dem Yoga nicht übertreiben. Die Praxis brauche zwar Disziplin, aber keine Härte. Es gelte, beim Üben genauso Maß zu halten wie beim Essen und Trinken. Patanjali war der Überzeugung, dass Übertreibungen jeder Art Körper und Geist aus dem Gleichgewicht bringen.

Das Tückische auf der Suche nach dem Gleichgewicht zwischen Anstrengung und Geschehenlassen ist, die eigenen Neigungen zu erkennen und ihnen nicht immer nachzugeben. Menschen, die sich meist das Letzte abverlangen, sollten im Yoga ihren Willen zügeln und sanfter üben, als es ihrer Gewohnheit entspricht. Menschen, die sich nicht gerne an Grenzen bringen, sollten im Yoga ab und zu den Willen aufbringen, diese auszuloten.

Verbote sind im Yoga-Sutra nicht zu finden. Dennoch achten viele Yogis auf ihre Ernährung. Die einen tun es mit religiösem Eifer, essen nur bestimmte Dinge und nur zu bestimmten Zeiten. Sei es, um schlank zu bleiben, sei es aus tatsächlichen oder vermeintlichen Unverträglichkeiten heraus. Andere ernähren sich bewusst, weil sie spüren, dass die Nahrung einen Einfluss hat auf das körperliche und geistige Befinden. Trinke ich beispielsweise unmittelbar vor dem Meditieren Kaffee, drehen sich meine Gedanken so schnell im Kopf, dass es schwierig ist, Ruhe zu finden. Ein voller Bauch erdet mich zwar, erschwert aber die Konzentration und nimmt mir die Lust, mich zu bewegen.

Zur Erkenntnis, dass Maß halten wichtiger ist als radikale Willensakte, kommen viele spirituelle Menschen nach einer Phase der Askese. Buddha hungerte sich zum Beispiel fast zu

Tode, realisierte dann aber, dass die Schwäche seines Körpers seinen Geist nicht erwachen ließ. Deshalb begann er wieder zu essen – und wurde kurz darauf erleuchtet. Seither lautet einer seiner Lehrsätze, man solle es nicht übertreiben.

Auch Jesus übte sich in Askese. Als er vierzig Tage in der Wüste verbrachte und unter Hunger litt, wurde er in Versuchung gebracht. Er solle doch Steine in Brot verwandeln, höhnte, so steht es in der Bibel, der Teufel. Jesus hielt durch, aß danach aber wieder. Gemeinsame Mahlzeiten mit Jüngern und Fremden waren ihm sehr wichtig.

Ich faste nicht. Ich habe als jugendliche Tänzerin erlebt, dass Hunger den Geist so beschäftigt, dass sogar die Träume davon geprägt sind und sich alle Gedanken nur noch ums Essen drehen. Ob die Bibel deshalb voller Hungergeschichten ist? Hunger greift Menschen an, macht sie aggressiv, apathisch und egoistisch. Hunger etwas Positives abzugewinnen gelang vor zweitausend Jahren wohl nur den wenigsten Menschen.

Nicht nur der Mangel an Nahrung, auch der Überfluss kann Körper und Denken besetzen. Wir denken dann daran herum, was wir essen dürfen, wollen und sollen, statt den Signalen des Körpers zu folgen. Wer seine Körperwahrnehmung über längere Zeit schult und sich regelmäßig bewegt, hat nämlich kaum das Bedürfnis, über die Stränge zu schlagen. Mir geht es jedenfalls so. Ich belaste meinen Körper selten mit zu reichhaltigen Speisen und zu viel Alkohol. Nach einer Yogapraxis mit intensiven Atemübungen bin ich schon nach einem Glas schweren Weins beschwipst.

Rauschhafte Entgrenzung wird in der Spiritualität nicht angestrebt. Ziel ist im Gegenteil die Erfahrung, dass es nichts Äußerliches wie Alkohol, Tabak, Lob oder ein hohes Gehalt braucht, um Seelenfrieden zu finden.

Persönliche Wendepunkte

Wer sein Inneres wahrnimmt und sich löst
von familiären und gesellschaftlichen Erwartungen,
stößt früher oder später auf existenzielle Fragen.
Entspricht mir meine Art zu leben? Was treibt mich an?
Was möchte ich weitergeben? Die Antworten darauf
können kleine oder größere Anpassungen bis zur
Umkrempelung des Lebens zur Folge haben. Fühlt man
sich grundsätzlich wohl, heißt dies aber nicht,
dass dies ein Leben lang so bleibt.

Ich glaubte lange, irgendwann die richtige Arbeit und den richtigen Partner zu finden, und wollte so lange danach suchen, bis dies zutraf. Doch was ich als richtig empfand, veränderte sich im Laufe der Zeit. Ich erlebte, dass eine Anstellung, mit der ich vorher zufrieden war, oder eine Partnerschaft, die mich einst glücklich gemacht hatte, nicht mehr in Einklang zu bringen war mit meiner Entwicklung. Deshalb wechselte ich als Journalistin mehrmals die Stelle, beendete eine Partnerschaft, studierte und wurde Dramaturgin. Was mich dabei antrieb, war der Drang, mir näherzukommen und herauszufinden, zu was ich fähig war und was mir Freude bereitete. Er ließ mich Bedenken zum Trotz Sicherheiten aufgeben und Neues wagen. Immer wieder dachte ich: Da muss mehr sein. Mehr Sinn, mehr Erfüllung, mehr Tiefgang, Intensität, Nähe.

Nur auf der Yogamatte vergaß und vergesse ich die Suche nach diesem «Mehr» für Stunden oder Minuten. Hier erwarte ich nichts. Ich bewege mich einfach und atme. So bekomme ich mehr. Mehr Distanz zu meinen Wünschen und Gedanken, mehr Ruhe, mehr Nähe. Es ist, als käme ich einem Geheimnis auf die Spur, das Spiritualität genannt wird.

Die Art, wie sich in meinem Leben Erneuerungen abzeichneten, veränderte sich mit der Yogapraxis. Zuvor war ich jeweils unzufrieden, suchte aktiv nach Alternativen und machte mich daran, sie umzusetzen. So wurde aus der Abiturientin eine Verlagsmarketingangestellte, aus dieser eine Journalistin, aus der Journalistin eine Kulturtheoretikerin und aus dieser eine Dramaturgin.

Nachdem ich begann, Yoga zu üben, kündigten sich Veränderungen oft durch Ahnungen an.

Für ahnungsvolles Geschehen gibt es im Lukas-Evangelium eine bildhafte Zeile: *Da tat sich der Himmel auf.* Für das, was ich in diesen Momenten erlebte, klingt sie zu spektakulär. Eher würde ich Ahnung als eine Art innere Weitung beschreiben, deren Kostbarkeit mir augenblicklich bewusst war. Manchmal verstrichen ein paar Tage, bis ich wusste, worauf sich die Weitung bezog, manchmal realisierte ich es unmittelbar.

Das erste Mal hatte ich am Theater gerade meine Stelle als Dramaturgin gekündigt, weil es dort zu Auseinandersetzungen gekommen war, die für mich ein Verbleiben unmöglich machten. Verzweifelt, wie es jetzt weitergehen sollte, reiste ich für ein paar Tage nach Sils Maria. Der Silsersee, insbesondere die von langem Gras überwachsene Ebene davor, hatte eine starke Wirkung auf mich. Im Wissen, dass der Philosoph Friedrich Nietzsche zwischen 1881 und 1888 hier nicht nur schöpferisch tätig gewesen war, sondern kurz darauf einen seelischen Zusammenbruch erlitten hatte, spazierte ich die Halbinsel Chasté entlang und dachte: «Hier wird man wahnsinnig oder erleuchtet.» Die Weite in mir, die mit dem Gedanken einherging, ließ mich in der verzweifelten Verfassung, in der ich war, hoffen, dass Heilung wahrscheinlicher ist als Wahnsinn. Vor der Gedenktafel mit Nietzsches Nachtwandlerlied aus «Also sprach Zarathustra» blieb ich stehen und las:

«Oh Mensch! Gieb Acht!
Was spricht die tiefe Mitternacht?
Ich schlief, ich schlief –,
Aus tiefem Traum bin ich erwacht: –
Die Welt ist tief,
Und tiefer als der Tag gedacht.
Tief ist ihr Weh –,
Lust – tiefer noch als Herzeleid:
Weh spricht: Vergeh!
Doch alle Lust will Ewigkeit
will tiefe, tiefe Ewigkeit!»

Die Zeilen ergriffen mich. Ich glaubte, das Weh und die Sehnsucht nach Ewigkeit auf eine Art zu verstehen, die über den Verstand hinausging.

Am nächsten Tag ging ich wandern. In Bewegung hoffte ich, meine Erschütterung über die unfreiwillige Wende in meinem Berufsleben wenigstens für eine Weile vergessen zu können. Doch die Frage, wie es mit mir weitergehen sollte, begleitete mich auf den Wanderweg. Wenigstens wussten meine Füße, was sie zu tun hatten.

Als auf einer Lichtung der Wegweiser in dichten Wald zeigte, war mir auf einmal klar, dass ich literarisch schreiben musste. Die Idee kam nicht aus dem Nichts, denn ich hatte schon während des Studiums damit experimentiert und am Theater an Stücken mitgeschrieben. Dennoch war ich schockiert über diese plötzliche Erkenntnis. Von Freunden, die künstlerisch tätig sind, wusste ich, was das bedeutete: ein Leben in prekären finanziellen Verhältnissen. Ein Leben, für das viele Menschen kein Verständnis zeigten. Ein Leben mit wenig Freizeit. Statt mich über die Vision für ein erfülltes Leben zu freuen, fürchtete ich mich davor. Ich fragte mich, was ich schreiben sollte, wie Geld verdienen, wie leben. Aber ich zweifelte nicht daran, dass ich es tun musste.

Zurück aus Sils Maria, begann ich, Gedichte zu schreiben und eine Teilzeitstelle zu suchen. Nach einer Weile der Arbeitslosigkeit bot mir eine ehemalige Arbeitskollegin ein Jobsharing als PR-Redakteurin beim größten Lebensmittelhändler der Schweiz an. Ich akzeptierte, obwohl mich die Arbeit unterforderte. Für meine literarische Arbeit und meinen Lebensunterhalt war ich vier Jahre lang bereit, dieses Opfer zu bringen.

Bis aus den ersten literarischen Versuchen ein Schreibfluss und ein erster Roman wurde, dauerte es mehrere Jahre. Es war ein schwieriger Prozess, in dem ich mich, meine Sprache und meine Texte stark hinterfragte. Mein damaliger Partner sowie Freundinnen und Gleichgesinnte der Schreibwerkstatt an der ETH Zürich halfen mir, nicht aufzugeben.

Wie alle Schriftsteller schrieb ich an meinem Roman, ohne zu wissen, ob er je publiziert wird. Ich schrieb, weil ich nicht sein konnte, ohne zu schreiben. Die Yogalehrerausbildung, die ich zu diesem Zeitpunkt begonnen hatte, gab mir Mut dazu und zeigte mir einen Weg auf, trotz Zweifeln an meinem Buchprojekt festzuhalten.

Das hatte ich nötig, denn auf der Suche nach einem Verlag hagelte es zunächst Absagen. Ich gab nicht auf und schickte das Manuskript unter anderem bei einem Wettbewerb um das beste unveröffentlichte Manuskript ein, bei dem der Siegertext in einem guten Schweizer Verlag veröffentlicht wird.

Monate später hatte ich eine Phase tiefer Versenkung in der Meditation. Eines Samstags ahnte ich zu Hause auf dem Bett liegend, dass sich etwas veränderte. Ich wusste nicht, was, war mir aber sicher, dass etwas geschehen würde. Einen Tag später bekam ich einen Telefonanruf mit der Nachricht, mein Manuskript sei als das beste ausgewählt worden und werde im Limmat Verlag publiziert.

Ich war überwältigt. Im christlichen Kontext würde man wohl von Fügung oder Offenbarung sprechen. Aber diese Worte sind so beladen von Frömmigkeit und Exklusivität, dass sie mir damals wie heute nicht behagen. Ich hatte nie das Gefühl, auserwählt zu sein. Ich fühlte mich eher bestätigt in dem, was ich intuitiv tat.

Zum Zeitpunkt des Wettbewerbsgewinns arbeitete ich als Publikationsverantwortliche beim Schweizerischen Evangelischen Kirchenbund. Ich hatte mich etwa ein Jahr zuvor trotz meiner kritischen Distanz zur Kirche dort einstellen lassen, weil meine Stelle beim Lebensmittelhändler wegrationalisiert worden war. Es hatte mich gereizt, theologische Schriften zu redigieren und dadurch mehr zu erfahren über das Christentum. Ich arbeitete an der Schnittstelle zwischen säkularer Gesellschaft und christlichem Gedankengut. In den zu bearbeitenden Artikeln ging es um ethische Betrachtungen und Stellungnahmen zu Sterbehilfe, Migration, globalem Handel und anderen Themen, welche die Schweizer Politik damals beschäftigten. So gab der Wissenschaftler, der über Sterbehilfe schrieb, zu bedenken, dass man die Menschenwürde auch dann nicht verliert, wenn man schwach ist, inkontinent oder verwirrt. Das war für mich damals ein neuer Gedanke. Bis dahin fand ich die Vorstellung, mich vielleicht eines Tages von einer Pflegerin wickeln lassen zu müssen, entwürdigend.

Auch wenn ich zum Teil nicht einverstanden war mit den Schlussfolgerungen der Theologen, fand ich ihre Sichtweise bereichernd, weil sie nicht Leistung, Macht und Gewinn ins Zentrum stellte, sondern das Wohlbefinden und die Entfaltung des Individuums und der Gesellschaft.

Mein Chef, ein Pfarrer, und die wissenschaftlichen Angestellten hatten kein Problem damit, dass ich intensiv Yoga praktizierte und persönlich nichts mit der Kirche zu tun hatte. Meine berufliche Kompetenz und Bereitschaft, die Arbeit in den Dienst der Kirche zu stellen, waren ihnen wichtiger. Selbst kritische Fragen ließen sich die Theologinnen gefallen. Mit einigen kam es so zu intensiven Gesprächen über Gott und das Glauben. Ich lernte, dass Gott auch von Theologen unterschiedlich beschrieben wird und viele der Pfarrer deshalb selten Gottesdiensten von Kollegen beiwohnten, weil sie sich in deren Predigten nicht wiederfanden – also aus denselben Gründen, aus denen ich Gottesdienste mied.

Nach rund drei Jahren wurde meine Stelle beim Kirchenbund gestrichen, und ich bekam eine neue: Ich wurde Kommunikationsverantwortliche beim Verband der reformierten Kirchgemeinden der Stadt Zürich. Dort war es unter anderem meine Aufgabe, die 34 städtischen Kirchgemeinden darin zu beraten, wie sie besser mit Mitgliedern und breiter Öffentlichkeit kommunizieren könnten. Sehr viele wollten jedoch keine Veränderungen, weil diese eine neue Verteilung von Aufgaben und Zuständigkeiten bedingt hätten. Einmal sagte ein Kirchenpfleger zu mir, er wisse zwar, dass die Gestaltung der Gemeindeflyer unprofessionell wirke, aber der Pfarrer gestalte nun mal so gerne selbst. Auf meinen Einwand, dass sein Kirchenkreis schweizweit die höchste Dichte an Grafikerinnen, Designern und Architekten umfasse und diese Berufsleute sich abgestoßen fühlten von unprofessioneller Gestaltung, seufzte er. Um einem Konflikt mit dem Pfarrer auszuweichen, nahm er das in Kauf. In solchen Gesprächen war ich jeweils froh, dass mir die Kirche persönlich nicht wichtig war. Sonst hätte ich mich noch mehr über eine solche Haltung aufgeregt, als ich es als Fachfrau für Kommunikation ohnehin schon tat.

An drei von vier Tagen, in denen ich nicht im Büro war, schrieb ich an meinem zweiten Roman. Er erschien drei Jahre nach dem ersten und wurde ein Erfolg. Zu dieser Zeit ging meine langjährige Beziehung in die Brüche. Eine Phase der Unsicherheit und eine Beziehung voller Lügen folgten. Um zu mir zu kommen, beschloss ich, mich intensiver mit Spiritualität zu befassen. Ich erhoffte mir davon innere Ruhe, Stabilität und Vertrauen ins Leben.

Mein Wissen über Spiritualität wollte ich nicht wie viele Yogis in Indien vertiefen. Erstens weil ich Geld verdienen musste und zweitens weil ich nicht in einem fremden kulturellen System studieren wollte. Dort hätte ich immerzu befürchtet, etwas falsch zu verstehen.

Mit Google suchte ich nach seriösen Weiterbildungen in Europa und stieß auf die *Advanced Studies in Spirituality* an der Universität Zürich. Es handelte sich um eine Weiterbildung in Mystik für Pfarrerinnen und Pfarrer. Nach mehreren Gesprächen und Mail-Wechseln war die Leiterin bereit, mich aufzunehmen, obwohl ich keine Theologin bin. So begann ich im Januar 2015, zusammen mit einem Dutzend Pfarrerinnen und Pfarrern sowie einem Psychiater, einer Juristin und einer Sozialarbeiterin, Spiritualität zu studieren. Schwerpunkt des Studiums waren Theorie und Praxis christlicher Mystik, aber es gab auch Module zu fernöstlicher Mystik sowie zu Hirnforschung und spiritueller Begleitung. Wir meditierten täglich. Während der ersten gemeinsamen Woche bis zu sechs Stunden am Tag.

In diesem Studium lernte ich nicht nur sehr viel über Spiritualität, sondern auch über christliche Theologie. Denn wenn Mystik spirituelle Erfahrungen beschreibt und reflektiert, tut sie dies immer innerhalb eines Systems. Sei es innerhalb des Christen- oder Judentums, des Islams, Hinduismus, Buddhismus oder Daoismus.

Um mein Befremden über den Wortschatz christlicher Mystiker und mein Unverständnis für das christliche Gottesbild zu überwinden, belegte ich neben dem Studium Vorlesungen und Seminare in christlicher Dogmatik, Neuem und Altem Testament, Hebräisch und Bibelwissenschaften. Zudem las ich die Bibel.

Von meinen Mitstudentinnen und -studenten erlebte ich Respekt und Neugierde für meine von Yoga und Buddhismus geprägte Sicht auf Spiritualität. Ich genoss den Austausch und war fasziniert von der Tatsache, dass die anderen von Gott als «Gegenüber» sprachen und ihn auch so erlebten. Zu meinem spirituellen Erleben passt dieser Ausdruck nicht. Gott ist für mich kein «Du», sondern eine Dimension. Dennoch glaube ich, dass sich unsere Erfahrungen nicht allzu stark unterscheiden. Es ist die Sprache und das der Sprache zugrundeliegende religiöse Konzept, das Unterschiede erzeugt – aber auch Gemeinsamkeiten herstellt.

Das Studium öffnete mir wie gewünscht den Blick. Nicht nur für verschiedene religiöse Konzepte und für das Verbindende der Mystik aller Religionen, sondern auf der persönlichen Ebene auch für mehr Wahrhaftigkeit mir selbst gegenüber. Beispielsweise gestand ich mir ein, dass die Machtkämpfe unter Kirchenvertretern meine Arbeit so stark behinderten, dass ich darunter litt, weil sie mich nahezu handlungsunfähig machten. Grund dafür waren abnehmende Steuereinkünfte und dadurch notwendige Reformen. Pfarrerinnen, Gemeindepräsidenten, Diakone und Liegenschaftsverwalter rangen mit politischen und persönlichen Mitteln um Geld und Einfluss. Auch meine Vorgesetzten stritten sich. Ein Jahr lang hatte ich so getan, als beträfe mich die Situation nur am Rand. In Wahrheit fochten die Kirchenleute ihre Politik über meine Arbeit aus. Doch als Kommunikationsverantwortliche musste ich die Situation gegenüber der Öffentlichkeit als harmonisch darstellen, obwohl Lügen meinem Berufsethos widerspricht.

Schließlich gab ich auf. Ich ertrug die Spannung zwischen meinen Ansprüchen an verantwortungsbewusstes und professionelles Handeln und der Realität nicht länger. Wieder einmal fühlte ich mich orientierungslos und wusste nicht weiter. Das Einzige, was mir klar war, war, dass ich das Studium der Spiritualität fortsetzen und dass ich schreiben wollte.

Was kann man in einer solchen Situation tun? Sich ausruhen, um zu Kräften zu kommen? Abwarten? Ich bin nicht gut im Warten, vor allem nicht, wenn ich nicht weiß, worauf ich warte. Ich erholte mich, bewarb mich erfolglos auf alle möglichen offenen Stellen, schrieb, praktizierte Yoga und widmete mich weiter meinem Studium. Perspektiven fand ich dadurch nicht, doch Meditieren und Reflektieren half mir, mich von Frustrationen zu distanzieren und den Mut nicht zu verlieren. Einmal mehr stand ich dank Yoga eine schwierige Situation durch.

Wochenlang meditierte ich Abend für Abend mit dem intensiven Wunsch zu erkennen, wie es weitergehen soll. Vergeblich. Just als ich mich mit der Ungewissheit abgefunden hatte, bekam ich eine E-Mail von einer Lektorin des Rowohlt Verlages. Sie hatte einen Artikel in der Süddeutschen Zeitung über meinen Studiengang gelesen, den ich geschrieben hatte. Offensichtlich war sie davon so angetan gewesen, dass sie mich kontaktierte und fragte, ob ich mir vorstellen könnte, ein Buch über meinen Weg zur und meine Sichtweise auf Spiritualität zu schreiben. Ich war fassungslos. Sie bat mich um genau das Buch, das ich insgeheim schreiben wollte. Ich sagte zu.

Beim Lesen dieser Passage kommen mir Zweifel. Haben die Ereignisse mit Spiritualität zu tun, wie ich damals annahm? Gibt es in einer Krise nicht immer das Moment der Umkehr? Wenn man einen Tiefpunkt erreicht hat, geht es doch immer wieder bergauf. Aber die Wendungen traten erst *nach* der Verzweiflung, also *nach* dem tiefsten Punkt, ein. Zu diesem Zeitpunkt war es ruhig in mir, ich machte mich nicht mehr wie zuvor wahnsinnig durch endloses Grübeln und Suchen.

Erst wenn man das Wollen aufgebe, komme man weiter, heißt es in vielen Schriften von Mystikern. Johannes Tauler sagte in einer seiner Predigten: *Alles Leid entsteht allein daraus, dass wir etwas sein wollen.* Daraus könnte man folgern, dass sich Dinge dann zum Besseren wenden, wenn man nicht verbissen nach etwas Bestimmtem trachtet.

Das ist einfacher gesagt als getan, wenn man verzweifelt ist. Sogar wenn man das zielgerichtete Wollen aufgegeben hat, hegt man in Verzweiflung das Bedürfnis nach Veränderung. Meinen Ahnungen und allen Wendungen ging jedenfalls das Verlangen nach Erneuerung voraus. Waren die Ahnungen also Ausdruck meiner Wünsche? Oder Ausdruck eines Wandlungsprozesses? Oder interpretiere ich zu viel in diese Momente, die mir noch immer genau in Erinnerung sind? Meine Zweifel erinnern mich an ein Gedicht von Erich Fried:

Es ist Unsinn, sagt die Vernunft.
Es ist was es ist, sagt die Liebe.
Es ist Unglück, sagt die Berechnung.
Es ist nichts als Schmerz, sagt die Angst.
Es ist aussichtslos, sagt die Einsicht.
Es ist was es ist, sagt die Liebe
Es ist lächerlich, sagt der Stolz.
Es ist leichtsinnig, sagt die Vorsicht.
Es ist unmöglich, sagt die Erfahrung.
*Es ist was es ist, sagt die Liebe.**

*Erich Fried, Es ist was es ist.

Die Lehren der Mystiker

In der christlichen Mystik traf ich auf vieles von dem, was ich an Yoga schätze: die Betonung des Augenblicks, der Wert der persönlichen Erfahrung in der Spiritualität, die Praxis der Meditation, das Bemühen um Bewusstseinserweiterung und die Vorstellung, dass das Göttliche im Menschen selbst zu finden ist. Über die Mystik fand ich schließlich einen neuen Zugang zum Christentum.

Das Nichtwissen akzeptieren

Wenn der Mensch in der Übung der inneren Einkehr steht,
hat das menschliche Ich für sich selbst nichts.
Das Ich hätte gerne etwas
und es wüsste gerne etwas
und es wollte gerne etwas.

Bis dieses dreifache «Etwas» in ihm stirbt,
kommt es den Menschen gar sauer an.
Das geht nicht an einem Tag
und auch nicht in kurzer Zeit.
Man muss dabei aushalten,
dann wird es zuletzt leicht und lustvoll.

Dieses Gedicht nach einer Predigt von Johannes Tauler lernte ich am ersten Tag des Studiums in Spiritualität kennen. Die Zeilen beschreiben etwas, was ich im Leben und in der Meditation immer wieder erfahre: Wie schwer es ist, Unsicherheit und Unwissen zu akzeptieren. Ich möchte wissen, wo ich hingehöre, was meine Lebensaufgabe ist – und ich wäre gerne bedeutend.

Mit dem Wunsch, etwas zu sein und zu haben, bin ich nicht allein. Es ist in Mitteleuropa üblich, sich zu versichern, zu organisieren, zu sparen und zu planen. Das Sein wird vor allem mit dem Beruf und der Familie in Verbindung gebracht. Stellen wir uns jemandem vor, nennen wir nach dem Namen häufig die berufliche Position. Wir streichen unsere Stellung heraus, unsere Sicherheit.

Auch wenn wir uns verlieben, wünschen wir uns Verbindlichkeit in Form von Ringen, gemeinsamer Wohnung oder Eheversprechen. Wir möchten Teil einer Gemeinschaft sein. Um Gleichgesinnte zu finden, heischen wir in der virtuellen und der realen Welt nach Bestätigung für unsere Vorlieben, Fotos und Gedanken. Wir möchten wissen, woran wir sind – und zwar am liebsten für immer.

Während Mystiker wie der Dominikaner Tauler und andere herausstreichen, dass der Weg der Wandlung in die Unsicherheit führt, suchen viele Menschen in der Spiritualität, in der Religion, in Kirchenstrukturen und bei einem Beschützergott Sicherheit. Sie wollen von Pfarrerinnen oder anderen Geistlichen versichert bekommen, dass alles gut kommt.

Ich will dich behüten.

Auch ich finde dieses rund zweitausendsiebenhundert Jahre alte Versprechen Gottes in der Bibel schön. Unvorstellbar schön. Doch ich traue ihm nicht. Ich fühle mich nicht behütet, sondern Ungewissheit ausgesetzt. Ich weiß, dass ich jederzeit verlieren kann, was mir Sicherheit gibt: Beziehungen, Arbeitsstelle, Gesundheit, Wohnung, Rente, Ziele. Nichts ist mir sicher.

Warum fühle ich mich nicht behütet? Weil ich nicht an den Beschützergott glaube? Wird von Gott nur behütet, wer glaubt, behütet zu werden? Im Alten Testament sagt Gott den oben zitierten Satz zu Jakob, dem Betrüger. Gott erscheint ihm im Schlaf und verspricht ihm Sicherheit und einen Platz für sich und seine Nachkommen, obwohl Jakob zuvor den eigenen Vater übers Ohr gehauen hatte. Jakob ist sich nach dem Traum gewiss, dass alles gut kommt. Er fühlt sich stark.

Sind selbstsichere Menschen von Gott beschenkt? Oder

gehen sie im Unterschied zu Unsicheren einfach davon aus, dass sie Gnade verdienen? Was ist mit labilen Menschen? Offenbart sich ihnen Gott nicht? Diese Fragen stellen sich wohl hauptsächlich jene Menschen, die glauben, dass Gott sie behüten könnte. Da ich bis zu meinem Studium nie davon ausging, dass Gott etwas zu tun hat mit mir, habe ich mich auch nie gefragt, warum er mir keine Sicherheit schenkt. Erst die Beschäftigung mit Spiritualität weckte mein Interesse dafür, wie die Theologie begründet, dass sich nicht alle Menschen von Gott behütet fühlen.

Der Genfer Reformator Calvin (1509–1564) würde der Vermutung, Selbstsicherheit sei Belohnung Gottes, vielleicht zustimmen. Für ihn war Gottes Gnade eine Auszeichnung, die sich im gesellschaftlichen Erfolg spiegelt. Wer reich ist, ist es in dieser Vorstellung durch Gottes Wille. Mit dem Reichtum ist nach Calvin jedoch auch Verantwortungsbewusstsein gegenüber Schwächeren verbunden.

Mystiker Tauler würde meine Fragen verwerfen und darauf hinweisen, dass Unsicherheit unvermeidlich ist, wenn das menschliche Ich nichts für sich selbst hat. Außerdem könne man Gott nicht einfach als Bestrafer und Belohner bezeichnen. «Gott hat weder Art noch Weise», predigte der Dominikaner. Das heißt, Regeln zu beschreiben, wie Gott wirkt und wen er beschützt, ist unmöglich.

In seinem Verständnis von Gott folgte Tauler wie alle christlichen Mystiker der sogenannten «Negativen Theologie», die auch als «Mystische Theologie» bezeichnet wird. In der Negativen Theologie geht es nicht um ein negatives Gottesbild. Sie besagt einfach, dass man nur sagen kann, was Gott nicht ist und nicht was er ist. In der Negativen Theologie ist Gott mehr als alles, was man mit Worten ausdrücken kann. Als eine Art ursprüngliches Sein ist er jenseits von allem, also auch jenseits der Sinneswahrnehmung und des sprachlichen Ausdrucks. Gott sei erlebbar, aber nicht definierbar, hielt der Begründer der Mystik, der neuplatonische Theologe Dionysius Aeropagita rund 500 nach Christus sinngemäß in der «Theologia mystica» fest.

Er und die nachfolgenden Mystiker glauben, dass Gott in der menschlichen Seele ist und die Seele in Gott. Um das zu spüren, müsse sich der Mensch lösen von allem Materiellen, Sinnlichen und Gedanklichen. Sogar die Vorstellungen, die gemeinhin mit Gott, der Ursache allen Seins, verbunden werden, gelte es aufzugeben, heißt es in der Negativen Theologie: *Weder hat sie {die Allursache} Kraft, noch ist sie Kraft noch ist sie Licht; weder lebt sie, noch ist sie Leben; weder ist sie Sein noch Ewigkeit noch Zeit; sie ist nicht gedanklich fassbar noch begreiflich, weder ist sie Wahrheit noch Herrschaft noch Weisheit, weder eins, noch Einheit, weder Gottheit noch Güte (...)*

Als Schlussfolgerung heißt es im Text von Dionysius Aeropagita, sehnsüchtiges Schweigen sei Gott angemessener als Worte.

Im Schweigen finden sich Mystiker aller Religionen. Sie gehend schweigend, sitzen schweigend, beten schweigend. Sie meditieren oder kontemplieren, wie Christen zur Konzentration auf das Nichts sagen. Mystiker lauschen der Stille, die im Schweigen keine mehr ist, weil da Gedanken sind, die keine Ruhe geben sowie Schlucken, Atmen, Zwicken. Weder die Christin, der Buddhist, der Yogi, die Dao-Anhängerin noch der Sufi oder ein jüdischer Mystiker reagieren darauf. Von jetzt zu jetzt üben sie, sich allem bewusst zu werden und ihm dennoch keine Bedeutung zu schenken. Sie bewerten nichts, was in der Stille auftaucht, und bemühen sich, nichts zu wollen – keinen Gott, keine Einsicht, keine Erlösung. Ihre Hingabe gilt dem augenblicklichen Sein. Gelingt ihnen das, treten die Schweigenden ins Nichts und kommen zu sich. Im Nichts sind sie.

Aus dieser Erfahrung heraus definieren christliche Mystiker im Gegensatz zu den christlichen Dogmatikern in ihren Schriften nicht, wer Gott ist und wem er sich offenbart. Sie beschreiben lediglich, wie Menschen sich durch die Offenheit für Transzendenz, also für Gott, verwandeln und wie sie das erleben.

In mystischen Texten des Christentums, zum Beispiel von Johannes Tauler, Meister Eckhart, Teresa von Avila oder Margarete Porete, gibt es Berichte über die spirituelle Entwicklung von Menschen, die jenen anderer mystischer Traditionen sehr ähnlich sind. So gehört das Bewusstsein der eigenen Möglichkeiten und Unzulänglichkeiten zum Prozess der Wandlung. Auch die Trauer über die eigenen Grenzen sowie Dankbarkeit für das Gelingende und Schöne gehören dazu. In allen Traditionen wird geübt, ganz im Augenblick zu sein. In allen Traditionen wird beschrieben, dass Mitgefühl für andere Mitgefühl für sich selbst bedingt. In allen Traditionen wird Liebe für sich, seine Nächsten und seine Widersacher angestrebt.

Dies schon in der ersten Woche des Studiums anhand einiger christlicher Texte und durch Vorträge und Gespräche zu erfahren war für mich Bestätigung und Erkenntnis zugleich. Durch meine Meditationspraxis mit Menschen aus verschiedenen religiösen Traditionen und durch den Austausch mit ihnen war mir bereits klar, dass jeder von uns auf etwas hinstrebt, das man Erkenntnis, Liebe, Frieden oder Gelassenheit nennen kann. Aber nun bekam ich Bestätigung in Form von wissenschaftlichen Analysen und mystischen Schriften dafür.

Dies bedeutet für mich: Unterschiedliche Meinungen über

die Handhaltung im Meditationssitz oder darüber, ob die Augen dabei geschlossen oder offen sind, sollten auf dem gemeinsamen Weg in Richtung Seelenfrieden genauso wenig eine Rolle spielen wie die Frage, ob Gott allmächtig ist oder Christen oder Muslime die besseren Menschen sind. Wir sollten in der Spiritualität das Verbindende pflegen, statt uns darauf zu versteifen, wie wir die religiösen Konzepte durch Rituale voneinander abgrenzen. Jeder soll seine Seele so pflegen, wie es ihm entspricht.

Mich verwundert es aufgrund meiner Yogapraxis nicht, dass die unterschiedlichen Mystiker das Erleben von Spiritualität ähnlich beschreiben, obwohl Gott beziehungsweise Transzendenz in jeder Religion anders verstanden und umschrieben wird. Schließlich machen Menschen seit Jahrhunderten in allen Teilen der Welt spirituelle Erfahrungen. Sie würden nicht danach streben, bekämen sie dadurch nicht etwas, das ihnen guttut.

Was sich unterscheidet in den verschiedenen Traditionen, sind die Einordnungen der Erlebnisse in den religiösen Kontext. Buddha geht beispielsweise davon aus, dass es keinen Gott gibt. Im Islam gibt es einen, den Hinduismus bevölkern mehrere Gottheiten, und im Johannes-Evangelium des Neuen Testaments steht, Gott sei ein Wort. *Im Anfang war das Wort, und das Wort war bei Gott, und Gott war das Wort*, heißt es in der Luther-Bibel.

Sind Gott und das Wort das Gleiche? Ist Gott einfach ein Begriff?

In der griechischen Originalsprache des Neuen Testaments wird für «Wort» das Wort «Logos» gebraucht. Logos heißt Wort, Sinn, Rede, geistiges Vermögen, Wirklichkeit. Im Prolog des Johannes-Evangeliums bezieht sich Logos auf den Anfang der Bibel, die Schöpfungsgeschichte, in der Gott spricht und damit die Welt erschafft. *Da sprach Gott: Es werde Licht! Und es wurde Licht.* Im Wort «Logos» für Rede oder geistiges Vermögen schwingt das Weltbild der griechischen Philosophie mit, welche das Christentum mitprägte. Plato (428–348 v. Chr.) schrieb zum Beispiel, dass die Welt des wahren Seins nur auf geistigem Weg zugänglich sei. Der Wahrnehmung des Menschen entziehe sie sich.

Rund tausend Jahre nach Platos Tod nahm der Neuplatoniker Aeropagita diese Idee auf und führte sie in der «Theologia mystica» weiter. Da Gott darin als unbeschreibbar beschrieben wird, ist das Wort Gott tatsächlich nur ein Begriff. Es verfehlt das Sein Gottes.

Doch was heißt nun *Im Anfang war das Wort*?

Frei übersetzt könnte es bedeuten: Am Anfang war das Geistige, und das war bei Gott. Gott war das Geistige – in Jesus und allen anderen Menschen. Oder: Am Anfang war das Sein, und das war bei Gott. Gott war das Sein. Dann wäre alles, was ist, Teil von Gott. Und er wäre Teil von allem, das ist.

Auch ich bin in dieser Lesart Teil von Gott – und er von mir. Das erinnert mich an den indischen Gruß Namasté, der mich in meiner ersten Yogastunde so angesprochen hatte: Gott in mir grüßt Gott in dir.

Gott in uns

Gott in mir grüßt Gott in dir.

Im Januar 2015, als ich mit dem Universitätsstudium der Spiritualität begonnen hatte, wurde der Gruß der Hindus für mich zu einem christlichen Gruß. Nun war Gott kein Allmächtiger mehr über mir, kein Beschützer und kein Planer. Er war etwas in mir.

Das war eine Vorstellung, die ich dem Christentum bis dahin nicht zugetraut hatte. Es passte nicht zu dem Bild, das mir in der Sonntagsschule und von den Pfarrern vermittelt worden war, und nicht zur christlichen Anrede Gottes mit «Du», «Vater» oder «Herr». Es entsprach vielmehr meiner im Yoga und im Buddhismus verankerten Auffassung von Transzendenz: Ich bin mit ihr, ich kann auch sagen mit Gott, verbunden und über sie mit anderen Menschen.

Christliche Mystiker schrieben, in der stillen Einkehr könne man mit Gott verschmelzen oder «Gott schauen». Denn im Innersten, auf dem Seelengrund, sei der Mensch sein Ebenbild. *Gott schuf den Menschen zu seinem Bilde, zum Bilde Gottes schuf er ihn.*

Der mittelalterliche Mystiker und Theologe Meister Eckhart legte den Vers aus der Schöpfungsgeschichte so aus: Gott zeichne jenes Bild in die Seele eines Menschen, das er sich von diesem Menschen macht. Wenn der Mensch sich von äußeren Bildern wie zum Beispiel familiären Prägungen, gesellschaftlichen Erwartungen und verinnerlichten Leistungsansprüchen befreit und zu sich kommt, dann trifft er auf das göttliche Bild seiner selbst in sich und kann es verwirklichen.

Bei mir hieß das, mir verinnerlichte Erwartungen meiner Eltern bewusst zu werden und mir die Erlaubnis zu geben, sie nicht zu erfüllen. Dadurch werde ich frei für das, was mir entspricht. Es hieß auch, offen zu sein für alles, was in mir ist – sei es Trauer, Scham oder Neid.

Hat das etwas mit Gott zu tun? Kann etwas in mir göttlich sein, wo ich doch menschlich bin mit meiner Wut, meiner Furcht, in meinem Bedürfnis nach Anerkennung und meinem Wunsch nach Glück? Sind nur meine Liebes- und Glücksgefühle göttlich? Oder entspricht meine Art zu denken, zu empfinden oder meine Fähigkeit zu schreiben einem göttlichen Bild in mir?

Wie ich bereits in meiner Kritik am kirchlichen Gottesbild geschrieben habe, ist es laut kirchlich-dogmatischer Lehre anmaßend zu glauben, etwas am Menschen sei göttlich. Nur Gott darf göttlich sein. Der Mensch ist menschlich, also sündig.

Mystiker, für die nicht Dogmatik im Zentrum der Auseinandersetzung mit dem Göttlichen steht, sondern die Erfahrung damit, ziehen die Grenze weniger scharf. Sie sagen zwar nicht, dass der Mensch göttlich ist, nehmen aber an, dass Gott in der menschlichen Seele wohnt und wirkt.

Hier ist zu bedenken, dass (…) jene strahlende Sonne, die sich in der Mitte der Seele findet, ihren Glanz und ihre Schönheit nicht verliert. Sie bleibt beständig darin, und nichts kann sie ihrer Schönheit berauben. Breitet man aber über einen Kristall, der in der Sonne liegt, ein tiefschwarzes Tuch, so wird freilich, auch wenn die Sonne auf ihn scheint, ihr Leuchten in dem Kristall keine Wirkung hervorbringen.

Autorin dieser Zeilen ist die heilige Teresa von Avila

(1515–1582), spanische Klostergründerin und Mystikerin. Im Buch «Die innere Burg» schreibt sie, Gott wohne im Innersten des Menschen. Dort entfalte er sich, und so befinde sich der Wille des Menschen irgendwann im Einklang mit ihm.

Das Tuch, welches das dem Menschen innewohnende Licht bisweilen verschleiert, besteht Teresa von Avilas Auffassung nach aus «tausend Geschäften» wie Zwängen, Ängsten, Begierden und Krankheiten. Diese erschweren es uns, entsprechend unserer göttlichen Natur zu leben. Das heißt, sie bringen uns dazu, Dinge zu denken und zu tun, die uns und unseren Mitmenschen schaden. Die einen schlagen drauflos, andere werfen das Handtuch, Dritte machen sich selbst schlecht.

Auch ich besitze ein verschleierndes Tuch. Es wehrt die Sonne ab, wenn ich zu viel um die Ohren habe, unter Druck stehe oder mir Sorgen mache. Dann verliere ich bisweilen das Licht aus den Augen und reagiere blind. Ich werde aggressiv, wenn etwas nicht läuft, wie ich es mir vorstelle, stelle jemanden bloß, der mir nicht passt, oder folge Verhaltensmustern aus der Kindheit, die sich längst überholt haben. Spüre ich hingegen trotz allem die Sonne in mir, bringt mich Unvorhergesehenes nicht aus der Ruhe. Auch Aggression kann ich an mir abperlen lassen.

Damit mir das gelingt, benötige ich den Willen, das Licht nicht verdunkeln zu lassen, um es mit Teresa von Avila auszudrücken. Oder dafür, das Bewusstsein für das eigene Denken und Handeln zu entwickeln, wie der indische Gelehrte Patanjali und Buddha lehrten.

Sind also mangelndes Bewusstsein oder zu wenig Kontakt zum Göttlichen der Grund für Schwierigkeiten? Oder gehören Ratlosigkeit, Irr- und Umwege einfach zum Leben – auch zum Leben einer Äbtissin wie Teresa von Avila?

Ich nehme es an. So oder so kann ich mich lediglich darum

bemühen, mich nicht zuzudecken mit «tausend Geschäften». Deshalb nehme ich mir Auszeiten, oder besser gesagt: Zeit, mich bei dem, was ich gerade tue, wahrzunehmen, und Pausen zum Durchatmen. Am einfachsten ist das für mich, wie gesagt, im Yoga.

So viel bist du in Gott, soviel du in Frieden bist, und so viel außer Gott, wie du außer Frieden bist, predigte Meister Eckhart. Eine einfache Regel, der zufolge Friede der Maßstab des Göttlichen ist. Fühlt man sich unzufrieden, heißt das, man hat den Bezug zu sich und damit zu Gott verloren.

Diese Entfremdung ist Teil des Lebens. Tätigkeiten, die nichts mit dem, was einem persönlich wichtig ist, zu tun haben, führen ebenso dazu wie Unter- oder Überforderung und die Anpassungen an ein Leistungssystem, in der die Erwartungen von Chefs, Kunden und Aktionären wichtiger sind als die eigenen Fähigkeiten und Bedürfnisse. Statt auf uns zu hören oder uns auf ein Gespräch mit dem Partner einzulassen, hören wir auf einen Klienten, auf das Gezeter einer frustrierten Tochter, oder wir arbeiten Mails ab.

Trotz gesellschaftlicher oder auch finanzieller Anforderungen und Zwängen, inneren Freiraum zu bewahren und sich nicht aus den Augen zu verlieren ist nicht einfach. Denn wir alle möchten gute Arbeit leisten, gute Partnerinnen, gute Freunde, gute Eltern sein und unsere Chefs und Klienten zufriedenstellen. Mystiker Tauler schrieb: *Nicht die Arbeit macht den Menschen unzufrieden, sondern die Unruhe, die das Werk begleitet.*

Es geht also nicht darum, neben der Arbeit etwas zu pflegen, was einen im Kern interessiert, antreibt und befriedigt, sondern darum, auch im Moment des Arbeitens in Kontakt mit sich zu sein. Ein Bonmot, das Meditierende aller Traditionen gerne zitieren, lautet: Wenn ich sitze, dann sitze ich, wenn ich esse, dann esse ich, wenn ich gehe, dann gehe ich. Kurz gesagt: Sie versuchen, sich auf den Augenblick zu konzentrieren, statt abzuschweifen. Dabei sollen Unmut, innerer Widerstand oder Zweifel erlaubt sein. Man kann schließlich traurig essen, zweifelnd schreiben und lustlos arbeiten. Es geht nicht um das Verdrängen von Stimmungen, sondern um deren Beobachtung. Konkret heißt das, aufsteigende Wut wahrzunehmen, bevor sie sich unkontrolliert Luft verschafft. Oder eine Pause zu machen zum Essen, statt gedankenlos etwas zu verschlingen. Oder der Tochter wirklich zuzuhören, bevor man ihr antwortet. Neben der Sehnsucht nach innerem Frieden braucht es dazu den Willen und die Geduld zu üben sowie Nachsicht mit sich selbst, wenn es nicht gelingt.

Ich versuche, den Alltag als Übungsfeld zu betrachten. Egal, ob ich von jemandem angeschnauzt, kritisiert oder behindert werde, übe ich, bei mir zu sein und innezuhalten, ehe ich reagiere. Einige Monate lang konnte ich das zum Beispiel bei der Arbeit in einem 5-Sterne-Hotel üben. Es gehörte zu meiner Aufgabe, in jedem Fall nett zu sein zu den Gästen. Egal, ob sie ihren Frust darüber, dass auf der Terrasse des Restaurants kein Platz frei war für sie, an mir ausließen oder ob der Chef de Service mich als Blitzableiter für seinen Frust benutzte, ich musste freundlich bleiben. Lächeln statt reagieren sozusagen. Hätte ich das Verhalten der anderen nicht als Übung betrachtet, sondern persönlich genommen, hätte ich die Arbeit wohl nach einer Woche hingeschmissen.

Nicht in Aktivismus zu verfallen ist in einer Zeit, in der immer mehrere Aufgaben warten, mehrere Optionen verlocken, mehrere Eindrücke gleichzeitig auf einen eindringen und oftmals prompte Reaktionen erwartet werden, eine große Herausforderung.

Doch mir ist der Kontakt zu meinem Innersten ein elementares Bedürfnis. Dass ich in der Literatur etwas gefunden habe, das dies nicht nur fördert, sondern bedingt, empfinde ich als Privileg. Doch man braucht nicht zu schreiben, um in Kontakt zu sein mit sich. Alles, was ein Gespür für die eigene Lebenswahrheit beinhaltet, zündet den göttlichen Funken im Menschen. Dieses Gespür ist mehr eine Frage der Haltung als der Tätigkeit. Es entspringt Achtsamkeit und Aufrichtigkeit sich selbst und anderen gegenüber.

Dass Gott in uns grüßt und wirkt, ist also keine Überhöhung des Menschen. Es bedeutet lediglich, dass wir die Verantwortung für unser Handeln und für unsere Zufriedenheit nicht abschieben können. Es liegt an uns, ob wir das göttliche Bild oder die göttliche Flamme in uns wahrnehmen. Dafür brauchen wir weder etwas zu glauben noch in die Kirche oder in den Tempel zu gehen. Das Einzige, was es zu tun gilt, ist, bei sich zu sein – egal, was geschieht. In Buddhas Lehre wird das so ausgedrückt:

Opfere nicht dein eigenes Wohlergehen
für das eines anderen,
egal wie groß.
Erkenne dein eigenes wirkliches Wohlergehen
und achte nur auf das.

Dhammapada 166

Gottes Ohnmacht

Warum es in Gottes Gegenwart Leid gibt.

Christliche Mystiker gehen davon aus, dass Gott nicht immer zu unserem Bewusstsein durchdringt, sondern nur wenn wir dies zulassen. Das heißt, wir können etwas tun für das Göttliche in uns – eine Idee, die von Luther und nachfolgenden Protestanten vehement abgelehnt wird. Ihrer Ansicht nach ist der Mensch Gott vollkommen ausgeliefert. Er kann nichts tun, um mit ihm in Kontakt zu treten.

Im Studium der Spiritualität lernte ich, dass es im Christentum nicht nur ein Gottesbild gibt. Reformierte, Evangelische, Katholiken, Orthodoxe, Feministinnen, Befreiungstheologen oder Mystiker erklären Transzendenz unterschiedlich. Zudem veränderten sich die Vorstellungen Gottes im Verlauf der Zeit. Die Entwicklung der Philosophie, der Naturwissenschaften und der Sprache beeinflussen die Theologie seit eh und je. So wird heute, im Zeitalter der Quantenphysik, zum Beispiel von «Energie» gesprochen, wenn es um Gott geht, während er im ersten Jahrhundert nach Christus noch als «Geist», «Licht» oder «Quelle» bezeichnet wurde.

Noch früher, im 4. bis 1. Jahrhundert vor Christus, wurde unter dem Einfluss der griechischen Philosophie aus dem hebräischen Gott «JHWH» des Alten Testaments ein «Seiender». Den Namenswechsel nahmen die griechischen Übersetzer vor, weil die altorientalische personale Gottesgestalt mit

Gesicht, Händen und Herz nicht zu ihrer Denkweise passte. Damit veränderten sie das Gottesbild des hebräischen Originaltextes in der griechischen Übersetzung des Alten Testaments, der sogenannten Septuaginta, und machten aus dem altorientalischen körperhaften Gott, der über das Chaos im Kosmos herrschte, ein körperloses Sein, das über die Weisheit verfügte.

In den Bibeln der Reformatoren verschwanden diese Anpassungen wieder, weil sich sowohl der Wittenberger Martin Luther als auch der Zürcher Huldrych Zwingli in ihren landessprachlichen Übersetzungen des Alten Testaments am hebräischen Originaltext orientierten.

Auch heute wird das Gottesbild auf philosophische und naturwissenschaftliche Konzepte abgestimmt, um es plausibel erscheinen zu lassen. Wer glaubt, glauben will, ist darum besorgt, dass er glauben kann. Ergeben sich Widersprüche zur Naturwissenschaft oder zum allgemeinen Verständnis von Gerechtigkeit und Moral, wird die Gottesbeschreibung so angepasst, dass der Glaube nicht aufgegeben werden muss. Jemand, der an einen Schöpfer glaubt, sucht zum Beispiel nach einer Möglichkeit, Evolutionstheorie und Schöpfungsgeschichte in Einklang zu bringen.

Ein ewig wiederkehrendes Problem des Christentums ist Gottes Allmacht beziehungsweise seine Ohnmacht. Denn die Welt wird offensichtlich nicht von göttlicher Liebe bestimmt, sondern es herrschen Krieg, Misstrauen, Diffamierung und Umweltkatastrophen. Die größte Infragestellung von Gottes Allmacht in der jüngeren Geschichte ist aus europäischer Sicht der Zweite Weltkrieg. Seit der systematischen Ermordung von Juden durch Christen wird Gottes Allmacht von Theologinnen und Theologen anders diskutiert und erklärt als zu Zeiten König Salomons im Alten Testament. Damals sagten die Propheten, die Opfer seien durch Fehlverhalten Schuld an ihrem Leid. Diese Erklärung würde im Falle der Millionen schuldlos getöteter Juden, Künstlerinnen, Homosexueller und Behinderter als skandalös empfunden. Auch wenn es Leute gibt, die den Juden noch immer die Schuld an den Verbrechen des Zweiten Weltkriegs geben, ist zum Glück einer Mehrheit klar, dass die Gräuel dieser Zeit weder eigenverschuldet sind noch etwas mit Gott zu tun haben. Die Massenvernichtung der Juden wurde von Menschen geplant und durchgeführt. Mit Gott Massenmord zu rechtfertigen, wie das nationalsozialistische Pfarrer, Priester, Kirchenvertreter und Politiker teilweise taten, ist Teil des Verbrechens.

Doch falls es Gott gibt: Wo war er, als Adolf Hitler der nationalsozialistischen Ideologie nicht genehme Menschen umbringen ließ? Warum verhinderte er diese Verbrechen nicht? Und wie kam es, dass sich Kirchen, die Nächstenliebe predigen, teilweise in den Dienst Hitlers stellten?

Dass die Kirche dies tat, ist einfach zu erklären. «Die Kirche» sind Menschen. Menschen, auch gläubige, sind feige, fürchten und täuschen sich, streben nach Macht, können rechthaberisch, intolerant, grausam und fanatisch sein. Menschen sind zum Brudermord fähig und zur Nächstenliebe.

Warum Gott damals ebenso wenig eingriff wie in heutigen Kriegsgebieten, wiegt als Frage schwerer.

Atheisten antworten: Weil es Gott nicht gibt. Einige Theologen beschreiben Gott als ein mit den Opfern Mitfühlender. Gott leide mit den Menschen auf der Flucht, in Verstecken, Gefängnissen und Vernichtungslagern mit. Doch was hilft das den Opfern? Wer leidet, will kein Mitleid, sondern Hilfe, Erleichterung und Trost. Wer leidet, wünscht sich einen starken Gott.

Andere Theologen erklären, Gottes Wirken sei auf die Unendlichkeit ausgerichtet und könne deshalb vom Menschen nicht verstanden werden. Es ist die Erklärung, die der verzweifelte Hiob im Alten Testament bekam. Für diese Theologen zielt Gottes Handeln beziehungsweise Nichthandeln auf einen von Menschen nicht ergründbaren Sinn ab. Doch kann ein Verbrechen im Ausmaß von Völkervernichtung je sinnvoll sein? Ich sträube mich gegen diese Erläuterung ebenso wie gegen die des Mitleidens Gottes.

In beiden Erklärungsversuchen bleibt Gottes Allmacht erhalten. Angesichts der unzähligen Kriege, Umweltkatastrophen und Epidemien scheint mir Gott in Bezug auf gesellschaftliche und ökologische Entwicklungen jedoch ohnmächtig zu sein. Das sah auch eine Mystikerin, die im Zweiten Weltkrieg umgebracht worden ist, so. In ihr Tagebuch schrieb die Holländerin Etty Hillesum (1914–1943), gebürtige Jüdin mit säkularer Erziehung, folgende Zeilen an Gott: *Dies wird mir immer deutlicher: dass du uns nicht helfen kannst, sondern dass wir dir helfen müssen, und dadurch helfen wir uns letzten Endes selbst. Es ist das einzige, auf das es ankommt: ein Stück von dir in uns selbst zu retten, Gott. Und vielleicht können wir mithelfen, dich in den gequälten Herzen der anderen Menschen auferstehen zu lassen.*

Das Gottesbild, das aus diesen Zeilen hervorgeht, entspricht mir: Meiner Ansicht nach müssen wir selbst die Verantwortung für unser Denken und Handeln übernehmen, statt sie auf einen Gott abzuschieben.

Etty Hillesum erlebte die Gräuel des Zweiten Weltkriegs am eigenen Leib. Sie war während der Zeit des Nationalsozialismus unter anderem als Sozialhelferin für jüdische Mitbürger im Durchgangslager Westerbork tätig, bis sie und ihre Familie im Herbst 1943 in Auschwitz vergast wurden. Um ihre Situation im Lager auszuhalten, hielt sie im Tagebuch Zwiesprache mit Gott.

Für Etty Hillesum war Gott nicht allmächtig. Dennoch zweifelte sie nicht an seiner Existenz, denn sie nahm ihn in sich und in den anderen Menschen wahr. Dies gab ihr die Kraft, freiwillig im Transitlager zu arbeiten. Hillesum sah sich verpflichtet, positiv auf die Mitmenschen einzuwirken.

Mit Hillesums Gott vor Augen interpretiere ich biblische Texte anders als viele Pfarrer. Ich lese darin die Erfahrung von spirituellen Menschen – oder im Fall von Jesus von einem Erleuchteten. Im hohepriesterlichen Gebet des Johannes-Evangeliums betet er: *Ich bitte für sie und bitte nicht für die Welt.*

Jesus glaubte demnach, Gott würde nicht «die Welt» retten, sondern Individuen ansprechen.

Dass Gott im Menschen ist und nicht in der Welt, ist eine mögliche Erklärung dafür, warum es auch in Gottes Gegenwart Leid gibt. Nicht weil Gott jemanden bestraft, sondern weil er Konflikte unter Menschen nicht verhindern kann.

Erstens horchen nicht alle Menschen in sich hinein, das heißt, viele Menschen sind nicht in Kontakt mit sich. Sie tun, was sie glauben tun zu müssen. Zweitens folgen nicht alle zu allen Zeiten der inneren Stimme, sondern sie gehorchen Befehlen, Sachzwängen, Ängsten. Drittens kann es sogar dann, wenn jeder Mensch der inneren Stimme beziehungsweise Gott folgend nur die lautersten Absichten hegt, zu Konflikten kommen. Denn die lauteren Absichten des einen können im Widerspruch stehen zu den lauteren Absichten eines anderen Menschen.

Um mit diesen Widersprüchen so umzugehen, dass sie nicht zu Zerstörung führen, sollte jeder Einzelne von uns darauf achten, gewaltlos mit Konflikten umzugehen. Dafür ist Meditation hilfreich. Aber auch die Besinnung auf das biblische Gebot der Liebe oder die nachdenkende Vernunft kann Auswege aus Konflikten aufzeigen.

Kind Gottes sein

Ist Jesus der einzige Sohn Gottes?

Menschen mit Sinn für Selbstbestimmung, wachem Verstand und kritischem Geist kommt das Gottes- und Menschenbild der Mystiker entgegen. Es verlangt nicht nach Gehorsam und Glaube an einen definierten Gott, sondern betont individuelle Erfahrung, Eigenverantwortung und Gleichwertigkeit aller.

Wenn man wie die Mystiker davon ausgeht, dass Gott im Menschen wohnt und durch ihn wirkt, sind Gott und Mensch eng miteinander verbunden. Diese Vorstellung missfällt der Kirchendoktrin. Denn ihr zufolge darf Gott nicht mit dem «Sündhaften» des Menschen in Verbindung gebracht werden.

Das hat unter anderem mit der herausragenden Rolle von Jesus im Christentum zu tun. Ursprünglich galt er als besonderer Mensch, als Heiler, als Erleuchteter. Im Verlauf der Kirchengeschichte wurde er aber als einziger Mensch zu Gott.

Das kam so: Die ersten christlichen Theologen fragten sich aufgrund der Formulierung «Vater, Sohn und Heiliger Geist» im Neuen Testament, ob Jesus Christus dem Gottvater gleichgestellt oder untergeordnet ist. Auf dem Konzil von Nicäa 325 nach Christus entschieden sie, er sei «wesenseins mit dem Vater» und kein von Gott geschaffenes Geschöpf wie die anderen Menschen. Rund 130 Jahre später, beim Konzil von

Chalcedon 451 nach Christus, machten die Kirchenhäupter Jesus dann zu einem Mischwesen. Nach erbitterten Diskussionen beschlossen sie, Jesus sei «unvermischt, unverwandelt, ungetrennt und ungesondert» «wahrhaft Mensch» und gleichzeitig «wahrhaft Gott».

Dass Jesus Christus zu Gott und Mensch gleichzeitig erklärt worden war, lag darin begründet, dass er sonst Gott in menschlicher Gestalt gewesen wäre. Wie der römische Gott Jupiter, der ab und zu menschliche Gestalt annahm, um Frauen zu verführen, hätte Gott dann die Gestalt von Jesus angenommen, um die Menschen von sich zu überzeugen. Diese Interpretation hätte die Passionsgeschichte verändert. Wäre Jesus nicht Mensch, sondern Gott gewesen, hätte er nicht am Kreuz sterben können. Doch genau dies war in den Augen der Kirchenväter wichtig. Jesus musste ihrer Meinung leiden und sterben wie ein Mensch, damit die kirchliche Botschaft des Opfertodes zum Wohle der Gläubigen nicht auf der Strecke blieb.

Ich verstehe wie wohl die meisten Leute nicht, wie man «unvermischt und ungetrennt» Gott und Mensch sein kann, und wundere mich über diese Spitzfindigkeit. Jesu Botschaft an die Christen, ihm nachzufolgen, wird meiner Meinung nach durch seine Überhöhung zu Gott relativiert. Ist er nämlich Gott, weiß jeder Mensch, dass er im Bemühen, seinen Lehren zu folgen, nur scheitern kann.

Ich verstehe auch nicht, warum die Kirche darauf besteht, Jesus sei auf eine andere Art Mensch gewesen, als ich es bin. Seine überragende Bedeutung als spiritueller Botschafter könnte er auch als Mensch haben. Denn es gibt nicht viele, die wie er und Buddha ihren Frieden gefunden und diesen in Form einer Lehre des Mitgefühls und der Nächstenliebe weitergegeben haben. Würde Jesus als erleuchteter Lehrer und als Vorbild dargestellt, fühlte sich mancher ermutigt, herauszufinden, was Feindesliebe als innere Haltung bedeutet.

Zum Glück gibt und gab es Kleriker, die Jesus anders verstehen. Für den mittelalterlichen Mystiker Meister Eckhart beispielsweise ist Jesus nicht anders Sohn Gottes als andere Menschen Kinder Gottes sind. Er predigte: *Wie sind wir «Söhne Gottes»? Das heißt, dass wir ein einziges Sein haben mit ihm.*

Diese und andere Aussagen von Eckhart wurden 1329 vom Papst in Avignon als gotteslästernd und als Irrtum bezeichnet. Eckhart wurde wegen Gotteslästerung angeklagt. Er bekam dies zwar mit, verstarb jedoch vor der Verkündigung des päpstlichen Verdiktes.

Was bedeutet Eckharts Satz?

Erstens: Wir alle sind Kinder Gottes. Ich bin nicht anders Gottes Tochter, als Jesus von Nazareth Gottes Sohn war, und nicht anders als eine Atheistin oder ein Muslim. Wir sind alle unterschiedliche, aber gleichwertige Menschen.

Zweitens: Alle Menschen haben auf der seelischen und geistigen Ebene den gleichen Ursprung und sind auf dieser Ebene miteinander verbunden. Man kann diese Ebene Gott nennen, Transzendenz, ursprüngliches Sein oder das Absolute – je nach philosophischem oder religiösem Konzept.

Jesus Christus war also ein Mensch mit geistiger Verbindung zu Gott, die ihn heilend wirken ließ und ihn zur Nächstenliebe, die in Feindesliebe gipfelte, befähigte.

Das Herzensgebet

Kann mich Jesus erlösen?

Jesus Christus ist für die christlichen Mystiker, die fromme Menschen waren, zentral für die innere Wandlung, für die Transformation. So lautet zum Beispiel das Herzensgebet, das in der Meditationspraxis der orthodoxen Kirchen wie ein Mantra leise wiederholt wird: *Herr Jesus Christus, Sohn Gottes, erbarme dich meiner.* Mit der Zeit, wenn man das Herzensgebet oft genug wiederholt hat, ist der Satz im Alltag wie eine eingängige Liedzeile immerzu präsent und kann als Anker dienen, wenn man sich verzettelt, ängstigt oder aufgewühlt ist.

Ich lernte das Gebet im Rahmen meines Studiums der Spiritualität kennen und nahm mir vor, es mit jener Offenheit auszuprobieren, mit der ich einst im Yoga mein erstes OM rezitiert hatte. Da ich Jesus Christus nicht als meinen Erlöser betrachte, musste ich innere Widerstände überwinden, um mich darauf einzulassen. Zum einen widerstrebte es mir, Jesus um Erbarmen zu bitten. Zum anderen leuchtete es mir nicht ein, warum ich anstelle von Gott Jesus anbeten sollte.

Ich probierte das Herzensgebet dennoch aus. Am dritten Tag, nach einer mehrstündigen Meditationspraxis, spürte ich auf einmal dessen Kraft. Es ermöglichte mir nicht nur, mich sein zu lassen wie das Sanskrit-Mantra «So ham» für «ich bin». Es ermöglichte mir loszuwerden, was mich im Moment belastete. Obwohl ich nicht daran glaube, dass sich Jesus meiner erbarmte, fühlte ich eine tiefe Erleichterung. Wohin ich den Ballast übergeben hatte, war für mich nicht wichtig. Entscheidend war die innere Haltung des Abgebens, die mit dem Gefühl einherging, nicht mit allem alleine zu sein.

Trotz dieser Erfahrung geschieht es mir selten, dass in der Stille die Zeile «Herr Jesus Christus, Sohn Gottes, erbarme dich meiner» in mir aufsteigt. Meine Skepsis gegenüber Jesus Christus als Erlöser der Menschheit ist zu groß, als dass ich ihn weiter um Erbarmen bitten könnte. Ich glaube nicht, dass mir sein Tod dient, obwohl Pfarrerinnen, Priester und gläubige Christen nicht müde werden zu wiederholen, Jesus habe sich von Gott am Kreuz opfern lassen und sei leiblich auferstanden, um die Sünden aller Menschen zu tilgen.

Ich glaube nicht an die leibliche Auferstehung eines Verstorbenen, außer es handelt sich um eine Metapher, eine bildhafte Umschreibung für geistigen Wandel. Körper sind nach dem Sterben leblos und verwesen ohne Konservierung. Das wird bei Jesus nicht anders gewesen sein, sollte er je gelebt haben. Dies ist aufgrund weniger historischer Quellen und der Evangelien zwar wahrscheinlich, aber nicht bewiesen. Vermutlich war er ein Heiler und jüdischer Wanderprediger, wie es damals viele gab. Seine Heilkraft verlieh seinen Predigten besondere Glaubwürdigkeit und machte ihn populär in der Bevölkerung.

Hat Gott seinen wichtigsten Missionar zur Welt kommen lassen, um ihn dann im Namen der Liebe umbringen zu lassen, damit das Christentum gegründet wurde? Schwer vorstellbar. Und wie kann mich Jesu Tod von Gefühlen wie Angst, Verlust, Schmerz und Unbehaustheit erlösen? Wäre Jesus mein Erlöser, wäre ich befreit von allem, was mich belastet. Doch das bin ich nur manchmal, zum Beispiel im Zustand der Versenkung oder der Hingabe an Musik, Kunst, Literatur oder an einen Menschen. Das habe ich nicht Jesus Christus zu verdanken, sondern dem, was in mir erlösend wirkt. Ich vermute, es ist dasselbe, was auch in ihm erlösend gewirkt hatte. In meiner Vorstellung kann das Gott genannt werden oder Transzendenz oder geistige Dimension oder Buddha-Natur oder mit einem anderen Ausdruck für das Unbeschreibliche unserer geistigen Existenz.

In der dogmatischen Auslegung von Jesu Sterben und Auferstehen kommt all das zusammen, was mir das Glauben im kirchlichen Sinn unmöglich macht: ein planender, allmächtiger Vater, ein gottgewolltes Menschenopfer, die Überhöhung eines Menschen zu Gott, die wörtliche Interpretation von Auferstehung und die Idee, dass jemand stellvertretend für mich leiden und leben kann. Deshalb ist mir nicht möglich, das Herzensgebet widerstandslos zu rezitieren, obwohl ich seine Kraft erlebt habe.

Um die Passions- und Heilsgeschichte von Jesus Christus nicht zu verwerfen, brauche ich eine spirituelle Perspektive darauf. Denn in ihr ist, so vermute ich, durchaus eine Lehre zur geistigen Erneuerung, zur spirituellen Transformation enthalten.

Eine Annäherung an Jesus

Wie kann man der christlichen Religion angehören,
ohne zu glauben, dass Jesus von Nazareth
für einen gestorben ist?
Was bedeutet es, Christin zu sein?

Das Besondere am Christentum ist, dass Gott, folgt man dem Neuen Testament, in einem Baby auf die Welt kommt. Er offenbart sich nicht wie im Islam über einen Text, und er demonstriert seine Macht nicht mehr wie im Alten Testament über das Gewinnen von Kriegen und Vernichten von Anhängern anderer Götter, sondern er ist dort anwesend, wo ein Mensch schutzbedürftig und nackt ist. Er wohnt einem Säugling inne, der in einem Stall liegend vollkommen abhängig ist von seiner Umwelt. Er stärkt einen jungen Mann, der in der Wüste fastend vom Teufel in Versuchung gebracht wird. Er lässt nicht ab von einem rebellischen und bisweilen polemisierenden Dreißigjährigen namens Jesus von Nazareth, der sich von der Familie distanziert, missioniert, Kranke heilt und Ordnungshüter herausfordert. Vermutlich war Gott auch anwesend, als der Mann die Verbindung zu ihm nicht wahrnahm und am Kreuz schrie: *Mein Gott, mein Gott, warum hast du mich verlassen.*

Das Neue Testament erzählt von einem Gott, der in einem Mann präsent ist, und von diesem Mann, der trotz seines Glaubens Angst vor Schmerz und Tod hat. Verhaftung und

Folterung nimmt er dennoch in Kauf, weil er seine Überzeugung und Erfahrungen nicht verleugnen will.

An dieser Geschichte fasziniert mich, wie Jesus von Nazareth sich treu bleibt. Er erlebt Ohnmacht, überwindet sie aber durch eine Art Neugeburt. Der Schmerz am Kreuz, die Angst, von Gott verlassen zu sein, und der Durst können nicht alles abtöten in ihm und von ihm. Jesus schafft es, nicht mit Hass und Wut auf Demütigung zu reagieren.

Diese Stärke wünschen wir uns alle, nehme ich an. Doch weil sie die wenigsten von uns haben, fühlen wir uns schwach oder gar schuldig. Das Vorbild Jesu beschämt uns. Andererseits kennen die meisten das Gefühl der Erleichterung, wenn eine schwierige Situationen überwunden und Furcht und Schmerz Vergangenheit sind.

Der Mann Jesus von Nazareth vereinte, so entnehme ich es der Bibel, wie jeder Mensch Widersprüche in sich. Er glaubte an Gott und glaubte sich am Kreuz doch von ihm verlassen. Er schätzte seine Jünger und kanzelte sie manchmal wie Schuljungen ab. Er forderte Friedfertigkeit und warf der jüdischen Obrigkeit den Fehdehandschuh hin, indem er ihre Gesetze in Frage stellte. Glaubt man den Evangelisten, die Jesus selbst nicht gekannt haben, sondern bis zu siebzig Jahre nach seinem Tod aus zweiter Hand über sein Wirken und seine Worte berichteten, war Jesus ein charismatischer Mann, der die Menschen begeistern konnte, aber auch so von sich überzeugt war, dass er sich zum Maßstab für das richtige Leben machte.

Ob ich ihm gefolgt wäre? Vielleicht aus Distanz. Ich bin charismatischen Personen gegenüber zunächst einmal skeptisch. Wenn einer oder eine behauptet, die Wahrheit gefunden zu haben, werde ich misstrauisch. Nur wenn ich den Eindruck habe, dass es der Person nicht um sich und ihre

Eitelkeit geht, sondern in aller Bescheidenheit um das Wohl aller, werde ich zutraulicher. Aber ich bin noch nie einem Guru oder Meister gefolgt, und Lehrer respektiere ich, aber ich überhöhe sie nicht. Ich schätze es, wenn mich jemand dabei unterstützt, mich zu orientieren. Gleichzeitig weiß ich, dass mir niemand Leben und Leiden abnehmen kann.

Liest man in den Evangelien, scheint Jesus von Nazareth sehr von sich und seiner Botschaft überzeugt gewesen zu sein. Die christliche Religion begründete er, der Jude, mit rund dreißig Jahren aber nicht, weil er eine eigene Religion wollte. Sein Ziel war es, das Judentum zu reformieren. Deshalb hatte er auch Juden unter seinen Anhängern. Wie Siddharta Gautama, der Begründer des Buddhismus, war Jesus von Nazareth ein Mensch, der in der Spiritualität inneren Frieden, Vertrauen und die Fähigkeit zum Mitgefühl fand und sich wünschte, dass alle Menschen diesen verborgenen Schatz in sich entdecken. Im Weitergeben seiner Erfahrung sah er seine Bestimmung, seinen Auftrag.

Jesus predigte, dass Gott nicht im Jenseits, sondern in der Gegenwart präsent ist. Er betonte die Gleichwertigkeit der Menschen unabhängig von Rang, Alter und Geschlecht – was damals eine revolutionäre Haltung war. Auch das Vertrauen in die eigene, von Gott verliehene Kraft war eine seiner Botschaften.

Sie erinnern mich an die Lehren von Yoga: Die Konzentration auf das Jetzt, weder über sich selbst noch über andere zu richten, sich nicht ohnmächtig zu denken und auch jene Menschen als Gleichwertige zu behandeln, die ich nicht mag. Natürlich waren mir diese Lehren aus dem Alten und Neuen Testament schon vor der Berührung mit östlicher Spiritualität bekannt. Aber sie im Alltag aus einem inneren Bedürfnis heraus umzusetzen, begann ich erst, als ich anfing, Yoga zu praktizieren. Denn die Zehn Gebote, biblische Gleichnisse und Jesusworte lehren zwar das Ziel, aber nicht wie man es erreicht. Im Gegensatz dazu wird im Yoga Schritt für Schritt vermittelt, wie man sich zielführend entwickeln kann. Mit der Zeit führen Meditation und Körperübungen dazu, dass es einem zum tiefen Anliegen wird, anderen Menschen und sich selbst gegenüber offen und freundlich zu begegnen und sich nicht über andere zu erheben. Dies geschieht durchaus aus Eigennutz, denn man fühlt sich wohler in seiner Haut, wenn man sich und den Mitmenschen wohlwollend begegnet. Auch Vertrauen in die eigene Kraft gewinnt man mit Üben. Und nicht zuletzt wird einem klar, dass jeder und jede seinen Weg selbst finden und gehen muss. Jesus von Nazareth hatte dies und vieles mehr lange vor mir erfahren. Nächstenliebe war ihm deshalb ein profundes Anliegen.

Liebt eure Feinde! Tut wohl denen, die euch hassen! Segnet die, die euch verfluchen! Betet für die, die euch misshandeln!

Jesus verhinderte aus Nächstenliebe zum Beispiel die Steinigung einer Ehebrecherin, indem er den Anwesenden vor Augen führte, dass keiner von ihnen frei von Sünde war. Außer Gott stünde es niemandem zu, über die Frau zu urteilen.

Eine bemerkenswerte Aussage, auch heute noch. Sie könnte uns in einer Zeit, in der mit Daumen hoch oder runter alles bewertet wird und die Betreiber von Sozialen Medien mit unseren Urteilen Geld verdienen, zum Nachdenken über unser Schubladendenken anregen. Auch wenn der «Gefällt mir»-Klick auf Facebook in der Regel keine so existenziellen Folgen hat wie ein Gerichtsurteil, ermahnt uns die Aussage doch, uns und andere nicht dauernd zu taxieren. Denn mit der Bewertung stellen wir uns nicht nur über andere, sondern wir stehen uns selbst im Weg.

Jesus und seine Gefolgschaft waren offen für alle. Sie gaben sich mit Irren ab, mit den verhassten Zöllnern, mit Huren und anderen, die am Rande der Gesellschaft standen. Sie waren mehrheitlich unverheiratet, lebten fern ihrer Familien, aber mit Frauen zusammen und wollten gemeinsam das Reich Gottes in der Gegenwart verwirklichen. Wurden sie angefeindet, wehrten sie sich mit Worten, nicht mit Gewalt.

Steck dein Schwert an seinen Ort! Denn alle, die zum Schwert greifen, werden durch das Schwert umkommen.

So menschenlieb und friedliebend Jesus dargestellt wird in der Bibel, so befremdend klingen andere Aussagen, die ihm im Neuen Testament ebenfalls zugeschrieben werden. Bei Matthäus heißt es zum Beispiel: *Ich bin nicht gekommen, Frieden zu bringen, sondern das Schwert.*

Wie passt diese Aussage zur vorherigen, die ebenfalls im Matthäus-Evangelium überliefert wird? Wie kann einer, der sagt, man soll das Böse nicht mit Bösem vergelten, sondern dem Feind nach einem Schlag ins Gesicht auch noch die andere Wange hinhalten, das Schwert bringen wollen?

Wer Vater oder Mutter mehr liebt als mich, der ist meiner nicht wert; und wer Sohn oder Tochter mehr liebt als mich, der ist meiner nicht wert.

Und was hat diese eifersüchtige Aussage mit einem verständnisvollen und liebenden Heiler zu tun?

Auch andere Passagen passen nicht so recht ins Sonntagsschulbild von Jesus von Nazareth. So gibt es Geschichten, in denen er jenen Ignoranz vorwarf, die die Geheimnisse des Himmels nicht verstehen, oder in denen er seine Jünger maßregelte, als sie sich auf stürmischer See fürchten.

Zudem wird Jesus in der Bibel als sehr selbstbewusst dargestellt. Er bezeichnete nicht Gott, sondern sich selbst als Licht, sagte, er sei die Tür, die zu Gott führe.

Demütige Bescheidenheit, wie ich sie von einem spirituellen Führer erwarte und wie sie zum Beispiel aus den Texten der heiligen Mystikerin Teresa von Avila hervorgeht, klingt anders. Aber vielleicht stellten die Evangelisten, die Jesus ja selbst nicht gekannt hatten, ihren Messias selbstbewusster dar, als er war? Vielleicht machten sie aus ihm den Helden, den sie sich wünschten oder den sie für die Gemeindearbeit unter den Urchristen benötigten, um diese zu disziplinieren?

Eine Pfarrerin interpretierte die Stelle mit dem Schwert so: Eine mit aller Konsequenz gelebte Nächstenliebe sei anspruchsvoll. Sie bedeute, Widerstände und Anfeindungen zu ertragen. Dieses Aushalten sei nichts Friedliches und dafür stehe das Schwert.

Ich bin mit dieser Auslegung nicht einverstanden. Meiner Meinung nach verharmlost sie Gewalt und idealisiert Jesus und die Bibel. Gerade angesichts des Vorwurfs an den Islam, er würde im Koran Gewalt verherrlichen, finde ich das falsch. Meiner Meinung nach wäre es redlicher, zu der Gewaltverherrlichung zu stehen, die auch in der Bibel steckt.

Zum Glück ist heute dank historisch-kritischer Forschung bekannt, dass die Bibel ein von Menschen geschriebenes Buch ist, in dem spirituelle Weisheit, aber auch menschliche Torheit steckt. Deshalb müssen wir weder alles glauben noch alles befolgen, was darin steht. Es muss nicht alles gut und nicht alles sinnvoll sein, was in der Bibel steht, und Jesus von Nazareth muss nicht unfehlbar sein, denn er hatte wohl, wie alle Menschen, gute und schlechte Tage.

Dennoch hebt er sich derart ab von allen anderen Menschen, dass sich seit seinem Tod vor über zweitausend Jahren eine ganze Religionsgemeinschaft auf ihn bezieht. Weshalb? Weil er, wie die Überlieferung behauptet, erlöst war von Sünde und Unheil? Woran könnte das erkennbar sein?

Ich denke, Erlöste oder Erleuchtete sind mit sich im Reinen.

Einen schlechten Tag lassen sie vergehen, ohne ihn überzubewerten. Sie hadern nicht ständig mit sich, weil sie sich nicht zu wichtig nehmen. Im Umgang mit Schmerz und Erschütterung schöpfen sie Kraft aus ihrem Innersten, also dem Ort, wo Gott wohnt, um mit Teresa von Avila zu sprechen. Durch diese Kraft können sie andere Menschen darin unterstützen, ebenfalls auf diese Kraft zu vertrauen, statt sich in Optimierungszwängen und Aktionismus zu verheddern. Erlöste und Erleuchtete sind gelassen, weil sie sich lassen können. *Erkennet euch und habt Erbarmen mit euch!*, schrieb Teresa von Avila. Auch Mystiker und Dominikaner Meister Eckhart riet: *Nimm dich selbst wahr. Und wo du dich findest, da lass dich.* Je mehr man sich lasse, desto mehr könne Gott *eingehen mit all dem Seinen.*

Jesus von Nazareth scheint sehr weit gewesen zu sein in diesem Prozess. Sonst wäre es ihm nicht möglich gewesen, seine Feinde zu lieben und auch andere dazu aufzurufen. Warum er, der Friedensprediger, dennoch stark zwischen sich und anderen, insbesondere den seiner Ansicht nach nicht «richtig» Gläubigen, unterschied, kann ich mir nur mit menschlicher Widersprüchlichkeit oder den verschiedenen Sichtweisen und Interessen der Verfasser des Neuen Testaments erklären.

Alles in allem lese ich aus den biblischen Äußerungen von Jesus von Nazareth Weisheit, Menschlichkeit, Charakterstärke, Verletzlichkeit, Selbstüberschätzung und missionarischen Eifer. Jesus vertraute nicht einfach auf Gott und verließ sich gelassen darauf, dass sich seine Botschaft den Menschen von selbst offenbart, sondern er wollte sie zum Wohl aller verbreitet und anerkannt wissen.

Vermutlich war er ab und zu frustriert, dass seine Worte nicht jeden erreichten, obwohl er alles dafür tat, was in seiner Macht stand. Doch wenn es nicht einmal in Gottes Macht steht, unter den Menschen Frieden zu stiften, wie hätte dies Jesus gelingen sollen?

Meine kritische Annäherung an Jesus als Mensch hätte den Mystikerinnen und Mystikern des Mittelalters wohl nicht gepasst. Obwohl sie sein Menschsein betonten, waren sie doch tiefgläubige Priester, Nonnen oder Beginen, die Jesus Christus als Erlöser und Heiler der Menschheit ansahen.

Es liegt mir fern, Jesus-Verehrerinnen und -Verehrer von meiner Sichtweise zu überzeugen. Doch ich kann ihre nicht übernehmen. Mit meinen Nachforschungen und Überlegungen versuche ich für mich und all jene, denen es geht wie mir, herauszufinden, wie man Christin sein kann, ohne kirchlichen Glaubenssätzen, die man weder geistig noch emotional nachvollziehen kann, zuzustimmen.

Hoffnung auf Erlösung

Wie wird man geheilt?
Was ist Erlösung?
Müssen wir sterben, um sie zu erleben?

Zu Beginn meines Spiritualitätsstudiums hatte ich mir vorgenommen, mich auf den christlichen Gott und das christliche Religionskonzept einzulassen. Das fiel mir nicht schwer, wenn ich Texte von Mystikern wie Johannes Tauler, Teresa von Avila oder Meister Eckhart las, obwohl deren Spiritualität von Frömmigkeit geprägt ist. Diese Autoren gingen wie ich davon aus, dass jeder Mensch spirituelle Erfahrungen machen kann. Auch sie waren der Überzeugung, dass blinder Kirchengehorsam und unkritischer Glaube nicht zum Seelenfrieden führen. Und in ihren Büchern fand ich eine Sprache für etwas, das ich kannte, aber nie gelesen hatte.

Besuchte ich hingegen Vorlesungen in systematischer Theologie und Bibelwissenschaften oder las Schriften wie die Dogmatik des Heidelberger Professors Wilried Härle, in der systematisch erklärt wird, wie welcher Begriff zu verstehen ist, wurde mein Widerstand gegen das dort vermittelte christliche Gottesbild größer, als er je war. Spiritualität war im regulären Studium kein Thema. Versuchte ich in Vorlesungen, Fragen und Interpretationen aus der Perspektive der Mystik einzubringen, reagierten die Dozenten irritiert bis ablehnend.

Anregungen bekam ich hingegen von Professoren und Professorinnen aus dem In- und Ausland, die sich persönlich und fachlich mit Spiritualität befassen und die *Advanced Study in Spirituality* mit ihrem Wissen prägten. Ohne sie hätte ich mich nicht um eine eigene Sichtweise auf Jesus Christus und Gott bemüht, sondern mich ganz abgewandt von der christlichen Religion.

Von diesen Dozenten lernte ich, dass vieles, was ich aus Erfahrung wusste oder im Yoga theoretisch gelernt hatte, auch Teil des Spiritualitätsverständnisses von Christen sein kann. Im ersten Johannesbrief heißt es: *Jeder, der aus Gott gezeugt ist, tut nicht, was Sünde ist, denn sein Same bleibt in ihm; und er kann nicht sündigen, weil er aus Gott gezeugt ist.*

Für mich bedeutet das, dass wir uns dann nicht an uns und unseren Mitmenschen versündigen, wenn wir diesen Samen wahrnehmen und bewässern. Somit hindert uns der göttliche Same daran, uns zu verleugnen. Leider ist der göttliche Same aber nicht der einzige, der in uns sprießt – um beim Bild zu bleiben. Neben dem heilenden Sprössling gibt es schmarotzende oder gar giftige Triebe in Form von Erwartungen von Eltern, Chefs und eigenen Ansprüchen.

Deshalb sollten wir uns immer wieder die Frage stellen: Was sprießt in mir? Wie stark soll der Trieb wachsen? Braucht er Wasser oder Trockenheit? Wo muss ich jäten? Ein achtsamer Umgang mit den eigenen Möglichkeiten und Wünschen bringt es an den Tag.

Ein anderer Satz aus dem ersten Johannesbrief erinnert mich an die Praxis der Achtsamkeitsmeditation in buddhistischer Theravada-Tradition: *Denn auch wenn das Herz uns verurteilt: Gott ist größer als unser Herz und erkennt alles. Ihr Lieben, wenn das Herz uns nicht verurteilt, sehen wir Gott mit Zuversicht entgegen.*

Ich mag diese Zeilen sehr, weil sie mich ermahnen, nicht zu werten und mit mir selbst nicht so streng zu sein. Doch sie sind wie viele Texte in der Bibel darauf angewiesen, dass man sie für sich übersetzt, für sich nutzbar macht. Man muss das Wort «Gott» mit eigener Erfahrung und Vorstellung füllen, damit es sinnvoll wird.

Es gibt Passagen, bei denen ich den Bezug zum eigenen Leben gut herstellen kann, etwa diese aus dem Matthäus-Evangelium: *Da nahmen die Soldaten des Statthalters Jesus mit sich in das Prätorium und sammelten die ganze Abteilung um ihn. Und zogen ihn aus und legten ihm einen Purpurmantel an und flochten eine Dornenkrone und setzten sie ihm aufs Haupt und gaben ihm ein Rohr in seine rechte Hand und beugten die Knie vor ihm und verspotteten ihn und sprachen: Gegrüßet seist du, der Juden König!, und spien ihn an und nahmen das Rohr und schlugen damit sein Haupt.*

Wie Jesus verhöhnt, gequält und gedemütigt wird, ist hier so detailreich und eindrücklich beschrieben, dass ich sofort in die Geschichte eintauche. Ich leide mit, habe die Situation vor Augen und erinnere mich an eigene Demütigungen. In dieser fast zweitausend Jahre alten Erzählung erfahre ich, dass demütigende Erlebnisse etwas Universelles sind. Diese Erfahrung verbindet mich mit anderen Menschen. Das hat etwas Tröstliches und etwas Aufrüttelndes. Tröstlich, weil auch andere das Gefühl kennen. Aufrüttelnd, weil mich Demütigung empört und ich sie verhindern möchte.

Ob die Passage aus dem Matthäus-Evangelium tatsächliche Vorkommnisse wiedergibt oder erfunden ist, ist für mein Mitgefühl und meine Reflexion nicht entscheidend. Als Erzählung über eine universelle Empfindung und eine noch immer angewendete Kriegsstrategie ist sie für mich auf jeden Fall wahr.

Wahrheit ist relativ. Der vor zweitausendfünfhundert Jahren zu Buddha erwachte Siddharta Gautama sagte: *Was wir denken, wird wahr, weil es unsere Gefühle und unser Handeln beeinflusst. Was wir denken, hat Macht über uns.*

Aus diesem Grund ist für Gläubige wahr, dass Jesus leibhaft auferstanden ist. Ihr Glaube schafft Realität – für sie. Deshalb kann Jesus erlösend auf sie wirken.

Und als sie kamen an die Stätte, die da heißt Schädelstätte, kreuzigten sie ihn dort und die Übeltäter mit ihm, einen zur Rechten und einen zur Linken. Jesus aber sprach: Vater, vergib ihnen; denn sie wissen nicht, was sie tun!

Nicht nur auf Gläubige, auch auf mich haben diese Zeilen eine starke Wirkung: Jesus will verzeihen. Trotz Verrat, Demütigung und Schmerz hat er die Kraft und den Willen dazu. Er stirbt versöhnt mit seinem Schicksal und seinen Feinden. Er stirbt erlöst. Das macht ihn aus literarischer und spiritueller Sicht zu einer starken Figur, die mich als Leserin hoffen lässt, auch eines Tages versöhnt zu sein mit allem.

Doch wie erreiche ich das? Oder passiv gefragt: Wie wird mir der Seelenfrieden zuteil?

Durch Selbsterkenntnis und Versöhnung mit sich und allem Mühsamen im Leben, glaubte Teresa von Avila. Sie mahnte: *Wie können wir hoffen, in anderen Häusern Ruhe zu finden, wenn wir sie im eigenen nicht zu finden vermögen?*

Damit beschrieb sie vor fünfhundert Jahren, was auch Psychotherapeuten heute raten: sich anzunehmen und Frieden mit sich zu schließen.

Ob mir Versöhnung und innerer Friede je dauerhaft zuteilwird? Werde ich einmal zum Punkt kommen, wo mein Seelenfrieden nicht mehr erschüttert wird? Werde ich eines Tages frei sein von Zweifeln und Ohnmachtsgefühlen? Schmerzen meine seelischen Narben irgendwann nicht mehr?

Das frage ich mich immer wieder von neuem und stelle fest:

Ursache meines Leidens und Fragens ist fast immer die Differenz zwischen Wunschvorstellung und Realität. Sogar Schönes kann mich daran hindern, Seelenfrieden zu finden. Das mag paradox klingen, aber denken Sie an eines der schönsten und aufregendsten Dinge: das Verliebtsein. Die Hingabe, die Liebe für einen Partner kann mich aus dem Gleichgewicht bringen. Ich öffne mich, lasse mich ein, schwebe im Gleichklang. Kaum verändert sich allerdings etwas am Verhalten des Partners, fürchte ich mich vor Verletzung und Verlust.

Deshalb möchte ich die Angst vor Liebesverlust und das Festhalten von Gefühlen überwinden. Ich möchte das Schöne und Gute genießen können, ohne daran denken zu müssen, es bald wieder zu verlieren. Ich möchte lieben können, ohne das seelische Gleichgewicht einzubüßen. Meditation, Yoga und Achtsamkeit im Alltag sollen mir helfen, zu einer solchen Haltung zu finden. Wie weit wird das möglich sein?

Ich gehe nicht davon aus, dass ich den inneren Frieden im gleichen Maße erlange wie Jesus von Nazareth oder Siddharta Gautama. Diese beiden haben, glaubt man den heiligen Schriften, ihrer spirituellen Entwicklung alles untergeordnet und über die Jahre Angst, Schmerz und Begierden überwinden können, sodass ihr innerster Kern nicht einmal durch Folter angetastet wurde. Doch auch sie mussten unangenehme Gefühle durchleben. Erst gegen Ende ihres Lebens verwandelten sich die beiden zu Befreiten – zu Lichtgestalten, die anderen Menschen über ihren Tod hinaus Hoffnung schenken.

Vertrauend auf ihre Lehre hoffe ich, die Spannung zwischen Wunsch und Realität immer besser zu ertragen und zu lernen, ganz auf den Kern in mir zu vertrauen. Denn dort liegen Freiheit und Stärke. Ich erlebe meinen Kern in der Meditation meist gleichzeitig mit einem Nebel von vergänglichen Gefühlen darum herum: Ich empfinde etwas Störendes wie Wut und nehme darunter gleichzeitig Ruhe war, die von der Wut nicht angetastet ist. Die Wut wird dadurch relativiert. Ich spüre in solchen Momenten: Das Gefühl, so intensiv es ist, ist nicht Teil meines Kerns. Dies gibt mir eine Idee von Transformation, von Erlösung.

Transformation

Was bedeutet Transformation?
Was ist geistiger Wandel?
Ist man danach ein anderer Mensch?

Das Streben nach Zufriedenheit, Authentizität und Liebe ist seit eh und je ein menschliches Bedürfnis. Die einen suchen in philosophischer oder naturwissenschaftlicher Lektüre danach, andere mittels Psychologie oder Spiritualität.

Mystikerinnen und Mystiker aller Zeiten und Religionen taten dies mit unterschiedlicher Intensität, aber kontinuierlich. In Verbindung mit Gott oder dem Allumfassenden oder der Weltseele oder einer anderen religiösen Vorstellung strebten sie nach Transformation, nach geistigem Wandel, der sie von Leid, Begierde und Besitzdenken entband. Transformation bildet den Kern aller mystischen Traditionen. Christen orientieren sich dabei an einer neutestamentlichen Zeile von Paulus im 2. Brief an die Korinther: *Wenn auch unser äußerer Mensch verbraucht wird, so wird doch unser innerer Mensch Tag für Tag erneuert.*

Der Satz erinnert an eine Aussage Buddhas, wonach nichts im Leben von Dauer ist. Jeder Moment ist anders. Wenn wir uns auf den Augenblick konzentrieren, werden wir uns dessen bewusst. Empfindungen verändern sich, neue Ideen tauchen auf, Altes verliert an Kraft. So gesehen erneuern wir uns von Moment zu Moment. Dieses Bewusstsein ermöglicht

Wandel. Teresa von Avila beschrieb diesen mit einem treffenden Bild: Der Mensch sterbe auf dem Weg zu Gott wie die Raupe auf dem Weg zum Schmetterling. Dabei wird der Raupe nicht das Leben genommen, sondern sie verpuppt sich, sammelt im Dunkeln Kraft und strebt dann, wenn die Flügel ausgewachsen sind, wieder ans Licht. Ein wundersamer Wandel, eine beispielhafte Transformation.

Die Welt ist nach dem Schlüpfen keine andere als zuvor. Doch die Perspektive der Raupe, die nun ein Schmetterling ist, ist eine neue. Sie kann die Welt überblicken. Von allen Seiten sieht sie Blüten, Wiesen und andere Insekten. Vorher, beim Darüberkriechen, bekam sie alles distanzlos zu Gesicht. Sie spürte die Fasern des Blütenstängels, sie nahm Blattgerippe und Farben wahr, doch sie wusste nicht, wie die Blume als Ganzes aussah.

Meditation kann dabei helfen, Distanz zu uns selbst zu entwickeln. Wie die Raupe nach der Verpuppung verstehen wir einen einzelnen Eindruck nicht mehr als das Ganze.

Als Schmetterling wird die Raupe zu der Gestalt, die schon beim Schlüpfen aus dem Ei in ihr angelegt ist. Doch das Dasein im schweren Körper ist nötig, um in den leichten und schönen zu gelangen. Niemand wird zum Schmetterling geboren. Es braucht Nahrungsaufnahme und den anschließenden Rückzug, um die Schwere abzustreifen. Ganz verschwindet sie jedoch nicht. Auch der Schmetterling muss nach Futter suchen und aufpassen, dass er nicht von Vögeln gefressen wird.

Von der Raupe zum Schmetterling zu werden wünschen sich wohl die meisten Menschen. Wir möchten anders sein, als wir sind – hübscher, stärker, klüger, erfolgreicher. Doch Transformation bedeutet nicht, sich in jemand anderen zu verwandeln. Transformation ist nicht Selbstoptimierung, sondern sie bedeutet, sich näherzukommen. *Werde, der du bist*, hatte der Philosoph Friedrich Nietzsche unter Berufung auf einen griechischen Dichter aus der Zeit rund fünfhundert Jahre vor Christus treffend geschrieben. Die Zeile erinnert mich an JHWHs *Ich bin, der ich bin* im Buch Exodus des Alten Testaments, die auch mit *Ich werde sein, der ich sein werde*, übersetzt wird. Darin bezeichnet sich sogar Gott als etwas Unfertiges, Wandelbares, an allen Seiten Offenes. Im Verständnis der Mystiker sind wir Menschen niemals fertig. Buddha sagte sogar, wir kommen nicht darum herum, uns zu wandeln, weil die Idee eines konstanten Ichs illusorisch sei.

Ich erlebte verschiedene Arten des Wandels. Manchen ging intensive Sehnsucht und eine plötzliche Ahnung dafür voraus, wie ich leben muss, um mich zu entfalten. Auch wenn ich diese Ahnung nicht sofort umsetzen konnte, manifestierte sie sich mit der Zeit. So kam ich beispielsweise zum literarischen Schreiben und zur Publikation meines ersten Romans.

Andere Veränderungen geschahen unter Druck: Erst als er so stark wurde, dass ich ihn nicht mehr auszuhalten vermeinte, gab ich nach. So war ich monatelang in meinem Job bei der Kirche unglücklich, bevor ich mich durchrang zu kündigen. Ein anderes Mal trennte ich mich von einem Mann, weil ich immer schwächer wurde durch die Beziehung zu ihm. *Erst wenn das Leiden aus der Tiefe den Menschen zwingt, endlich nach innen zu schauen, kann es ihm mit einem Mal aufgehen, dass er sich im Wesen verfehlt hat*, heißt es im Buch «Alltag als Übung» des Philosophen und Psychologen Karlfried Graf Dürckheim (1896–1988) über inneren Wandel durch äußeren Druck. Der deutsche Diplomat hatte sich in Japan intensiv mit Zen-Buddhismus beschäftigt, bevor er 1951 in Deutschland eine existenzialpsychologische Bildungsstätte gründete.

Eine andere Art der Transformation bemerkte ich zunächst selbst kaum, weil sie sich langsam vollzieht. Erst in schwierigen Situationen spüre ich, dass ich innerlich souveräner geworden bin. Mein Wohlbefinden ist inzwischen weniger abhängig von äußeren Umständen und anderen Menschen, als dies früher der Fall war.

Offenbar habe ich an Distanz zu momentanen Empfindungen und an Vertrauen in mich gewonnen. In letzter Zeit lächeln mich oft Fremde an, denen ich in der Stadt begegne. Ich bekomme Komplimente wie «Du bist so bei dir», «Du wirst immer schöner» oder «Du strahlst Zufriedenheit aus». Interessanterweise bekomme ich sie nicht etwa an Tagen, an denen ich die Welt umarmen könnte, sondern wenn ich eher niedergeschlagen oder müde bin. Ich erinnere mich, dass ich einmal traurig in den Yoga-Raum trat und meine Matte ausrollte, als eine Kollegin, die ich längere Zeit nicht gesehen hatte, extra von ihrem Platz aufstand, um mir ihren Eindruck mitzuteilen: «Was ist passiert? Du strahlst eine solche Ruhe aus», sagte sie sinngemäß. «Früher hast du meist angespannt gewirkt.»

Der Prozess des Zu-sich-Findens wird von Mystikern unterschiedlich beschrieben. Johannes Tauler schildert drei Stufen. Die erste entspricht dem Gefühl der Dankbarkeit und kann mit dem Gefühl, von Licht durchflutet zu sein, verbunden sein, mit Freude. Die zweite nennt er Bedrängnis, weil dann Zweifel aufsteigen, ob es die erste Stufe je gegeben hat. Je stärker die Freude der ersten Stufe war, desto schwerer wiege ihre Abwesenheit, schreibt Tauler.

Auf der dritten Stufe folgt die Integration der ersten in den Alltag. Sie entspricht Stabilität. Man kann das, was man erkannt hat, die neue Einstellung, das neue Lebensgefühl, in den Alltag übernehmen und dem Leben mit Gelassenheit begegnen. *Der Herr zieht ihm so recht den Mantel von den Augen weg und lässt ihn die Wahrheit schauen,* schreibt Tauler. Das ist kein ekstatischer Zustand, sondern ein ruhiger. Man werde sich dabei seines einfachen Seins bewusst, erklärt der mittelalterliche Mystiker.

Da es sich bei Taulers Stufenmodell um einen wiederkehrenden Zyklus handelt, denke ich, dass ich alle Stufen schon durchlebt habe und wieder erleben werde. Da sind immer wieder Lichterfahrungen, tiefempfundene Freude und Dankbarkeit. Da sind Phasen, in denen ich zweifle, ob ich wirklich eine spirituelle Entwicklung durchmache. Und da sind Phasen tiefer Ruhe, die mit Zuversicht und Vertrauen verbunden sind. Keine der Phasen dauerte bisher mehr als ein paar Tage, Wochen oder Monate. Doch das erwarte ich auch nicht. Im Vergleich zu Priester Tauler erwarte ich vermutlich generell nicht so viel von meiner spirituellen Praxis. Denn sie steht nicht im Zentrum meines Lebens, sondern ist wie zum Beispiel Schlaf Teil davon. Deshalb habe ich kein Problem damit, dass zeitweise wenig explizit Spirituelles geschieht. Ich freue mich einfach darüber, wenn ich spüre, dass ich mit meinem Inneren in Kontakt bin.

Lass dieses wirkende Etwas mit dir tun, was es will, und dich führen, wohin es will ist der Ratschlag des anonymen Englischen Mystikers, der im 14. Jahrhundert die «Wolke des Nichtwissens» geschrieben hat. Das bedeutet: Wie und wann ein Transformationsprozess vor sich geht und was danach sein wird, kann man in dem Moment, in dem man sich auf Spiritualität einlässt, nicht wissen.

Haben wir eine Bestimmung?

Wozu bin ich auf der Welt?
Was ist meine Aufgabe?
Wo soll ich mich engagieren?

Die Frage nach dem Sinn des eigenen Lebens beschäftigt die meisten Menschen von Zeit zu Zeit. Auch die, die ihre Lebensaufgabe darin sehen, Kinder aufzuziehen oder im Beruf Erfüllung zu finden, kommen nicht umhin, ab und zu ihre Ziele und Wertvorstellungen zu überprüfen. Manchmal lässt uns Langeweile im Alltagstrott zweifeln an dem, was wir tun, manchmal zwingen uns Spannungen zwischen Lebensbereichen wie zum Beispiel Arbeitsstelle und Familie oder zwischen einer langjährigen Beziehung und dem Bedürfnis nach Erotik zum Innehalten. Auch ein Schicksalsschlag wie eine Krankheit fordert uns heraus. Manchmal spürt man, dass einem eine Tätigkeit nicht mehr entspricht oder ein Lebenskonzept zum Korsett wird. Sind wir unzufrieden, sehnen wir uns nach Veränderung, wissen aber oft zunächst nicht, was oder wie sich etwas verändern soll. Wir glauben einfach, dass etwas besser oder leichter oder erfreulicher werden muss. Ich nehme an, das kennen auch Sie, liebe Leserin, lieber Leser.

Diese Sehnsucht ist eine gute Voraussetzung, um sich auf Spiritualität und einen Transformationsprozess einzulassen. Nicht weil Spiritualität Antworten liefert, sondern weil sie einen zu sich kommen lässt. Denn die Antworten auf Lebensfragen finden sich nicht außerhalb von uns. Sie tauchen mit der Zeit in unserem Inneren auf. Der Dichter Rainer Maria Rilke (1875–1926) empfahl in «Briefe an einen jungen Dichter» einem Mann, er solle Geduld haben mit dem *Ungelösten* im Herzen und *versuchen, die Fragen selbst liebzuhaben. (...) Leben Sie jetzt die Fragen. Vieleicht leben Sie allmählich, ohne es zu merken, eines fernen Tages in die Antwort hinein.*

Diese Haltung, die der Mystik entspricht, ist eine andere als die von Religionsvertretern, die Antworten auf Sinnfragen versprechen. Mystik gibt nur Hinweise darauf, wie man mit den Fragen lebt, nicht aber Antworten. Deshalb ist sie attraktiv für skeptische Menschen wie mich. Doch sehnen wir Skeptikerinnen und Zweifler uns nicht auch nach Auskünften? Sind die Yogastudios, Kirchen oder Schamanenzirkel nicht voller Menschen, die sich von Gott, einem Lehrer oder einem Verstorbenen Antworten versprechen? Suchen wir in der Spiritualität nicht gerade nach der Einsicht, was uns Transformation bringen wird? Möchten nicht auch wir die Zeit der Ungewissheit möglichst kurz halten, und suchen wir nicht immerfort nach Zeichen, die uns den Weg weisen könnten?

Bei mir ist das leider trotz der Ratschläge in der «Wolke des Nichtwissens» oder von Meister Eckhart so. Ich neige zur Interpretation von Träumen, Geschehnissen, Begegnungen. Ich frage «warum», «wozu», suche nach Sinn. Damit bin ich wohl nicht alleine. «Unwissend oder dumm» zu sein, wie es einer meiner Bekannten formuliert hat, ist für viele Menschen eine Herausforderung.

Je nach Lebensweise und Überzeugung glauben wir in der Astrologie, in Börsenkursen, anderen Bewusstseinszuständen, Horoskopen oder Trendanalysen auf Zeichen zu stoßen, die uns den Weg weisen.

Auch vor zweitausendfünfhundert Jahren hielten die Menschen Ausschau nach Zeichen Gottes, die ihnen helfen würden, sich im Leben zu orientieren und Geschehnisse zu interpretieren. Laut Altem Testament konnte es sich bei den Zeichen um den Ausgang eines Krieges handeln, um die Größe einer Ernte, um Plagen, ums Wetter oder prophetische Reden. Die Menschen glaubten, Gott mit ihren Handlungen günstig stimmen zu können. Handelten sie nicht in seinem Sinn, erwarteten sie seine Strafe.

Auch heute fragen wir uns, ob es etwas Bestimmtes zu lernen, zu erfüllen oder zu vollbringen gilt. Viele sprechen von Karma – manche scherzhaft, manche im Glauben, dass es etwas abzuarbeiten gibt. Wie im Alten Testament liegt dieser Denkweise die Überzeugung zugrunde, dass unser Handeln auf uns zurückfällt. Das heißt, die Wirklichkeit, die wir durch Denken und Taten erschaffen, stellt uns gewisse Aufgaben.

Doch wohin führen uns die Aufgaben und Fragen? Folgen wir einem schicksalhaften Plan? Müssen wir dabei einen bestimmten Weg gehen, oder erleben wir das Nötige auf jedem möglichen Pfad? Kurz: Haben wir eine Bestimmung?

Um Antworten auf diese Fragen bemühen sich alle Religionen. Sie fallen verschieden aus, gehen aber tendenziell davon aus, dass es eine Art Bestimmung gibt. Jedenfalls lehren sie von einem «Kern des Ich» oder einem «göttlichen Bild in der Seele», von einem «schöpferischen Gott» oder vom «kosmischen Gesetz». Damit implizieren sie, dass neben dem genetischen und sozialen Erbgut etwas Identitätsbildendes in uns existiert.

Doch viele Menschen wissen nicht, was sie mit sich anfangen sollen. Sie tun das, was von ihnen verlangt und erwartet wird – oder das, wovon sie glauben, dass es erwartet wird. Andere glauben, ihre Lebensaufgabe zu kennen, und erleben dennoch Phasen der Verunsicherung. Dritte können ihrer Bestimmung aus finanziellen oder familiären Gründen nicht oder nur beschränkt folgen. Woran liegt das? Gibt es so etwas wie Bestimmung vielleicht doch nicht? Oder folgen wir ihr unbewusst?

Ich weiß nicht, ob es sich bei der Vorstellung eines Selbst und eines damit verbundenen Lebenssinns um eine Illusion handelt, wie es der Buddhismus lehrt. Ich möchte auch nicht urteilen über Leute, die ihre Bestimmung nicht kennen, nicht suchen oder nicht leben können. Ich selbst bin mir meiner Bestimmung auch nicht immer sicher. Das Bedürfnis, literarisch zu schreiben, könnte einer Lebensaufgabe entsprechen oder einer Neurose entspringen. Trotz wiederkehrender Zweifel glaube ich in Momenten, in denen ich spüre, dass ich schreiben muss, an Bestimmung. Ich empfinde dann, was die deutsche Kinderbuchautorin Judith Kerr (*1923) sagt: «Ich weiß, wer ich bin, wenn ich zeichne.» Diese Verbundenheit mit dem Innersten ist ein beglückender Moment, den wohl alle kennen. Die einen erleben ihn beim Musizieren, andere beim Unterrichten, Schreinern oder bei sonst etwas, das ihnen zutiefst entspricht.

So klar Augenblicke der Verbundenheit sein können, so verwirrend kann es sein, wenn man versucht, sie zu interpretieren: Wenn ich zum Beispiel spüre, das meine Berufung Schriftstellerin ist, warum bin ich dann nicht früher zu einer geworden? Warum der Weg über Tanz, Journalismus, Kunststudium und Theater? Warum die Arbeit als Kommunikationsfachfrau? Warum ist es mir nicht möglich, mit der Berufung genug Geld für den Lebensunterhalt zu verdienen? War ich oder bin ich auf dem Holzweg?

Dass ich mich in meinen Berufen geirrt hatte, denke ich

nicht. Ich übte sie mit Freude, Überzeugung und vollem Einsatz aus. Als ich Journalistin wurde, studierte, am Theater arbeitete, war dies stimmig. Auch dafür fühlte ich mich eine Weile berufen. Wie kam es dazu?

Ich folgte meiner Intuition. Zunächst war mir einfach klar, was ich gerne und gut tat. Als Kind war es Tanzen. Klassisches Ballett auf einer der besten Bühnen aufzuführen war das Ziel, das ich bis in die späte Jugendzeit verfolgte. Auch Schreiben fiel mir leicht und machte mir Freude, aber ich tat es hauptsächlich in der Schule.

Mit etwa fünfzehn Jahren schlitterte ich – verursacht durch die Erkrankung meines Vaters – in eine Krise. Ich hatte keine Kraft, Schule, Bühnenauftritte und Balletttraining zu bewältigen. Selbstzweifel lähmten mich. Ich tanzte weiter, aber mit weniger Selbstvertrauen, Freude und Erfolg. Ungefähr ein Jahr später entschied ich mich deshalb spontan für das Austauschjahr in Thailand. Die Idee einer Ballettkarriere gab ich damit auf, denn in diesem Alter hätte ich dafür an eine ausländische Eliteschule wechseln müssen, statt zu pausieren.

In Thailand kam mir der Gedanke, Reporterin oder Korrespondentin zu werden. Deshalb bemühte ich mich mit dreiundzwanzig Jahren – nach dem Abitur und einer Ausbildung zur Marketingfachfrau – um ein Praktikum als Zeitschriftenredakteurin. Ich mochte die Recherche, das Schreiben, die Vielseitigkeit des Berufs und blieb. Seither ist Schreiben mein Beruf. Außer Songtexte und Drehbücher habe ich alle Textsorten schon publiziert.

In meiner beruflichen und künstlerischen Entwicklung hatte ich viel Glück. Als Anfängerin eine Stelle in einer Redaktion, im Theater und als Dozentin zu bekommen, ist nicht selbstverständlich. Die an mich herangetragene Bitte, ein Sachbuch zu schreiben, auch nicht. Handelte es sich um Fügungen?

Ein großes Wort, «Fügung». Mir ist «Glück» lieber, weil es Dankbarkeit und Demut einschließt.

Kürzlich habe ich mich gefragt, warum ich nicht schon vor 2016 angefangen habe, als Dozentin und Trainerin für Storytelling, kreatives Schreiben und Spiritualität zu arbeiten. Die Antwort ist einfach: Weil ich mir keine Chancen ausgerechnet hatte. War das Selbstsabotage, oder war ich früher nicht reif dafür?

Kehrt ein in das Tiefste eurer Seele und prüft, was euch am meisten hindert und vom Ziel zurückhält, schrieb Mystiker Tauler einst. Habe man das Hindernis entdeckt, soll man «diesen Stein in den Rhein» werfen. Ich tat dies, nachdem ich mir bewusst geworden war, dass mich mangelndes Selbstvertrauen daran hinderte, es als Dozentin zu versuchen. Doch ein Stein lässt sich nur werfen, wenn man im Innersten davon überzeugt ist, dass man die Kraft dazu hat.

Mystikerin und Ordensfrau Teresa von Avila fordert im Buch «Die innere Burg» die Leserinnen und Leser auf, nicht zu streng zu sein mit sich. *Erkennet euch und habt Erbarmen mit euch selbst!*, schreibt sie im zweiten Kapitel. Versöhnung mit sich selbst ist für sie wesentlich auf dem spirituellen Weg. Denn Gott ist für sie kein Bestrafer, sondern eine Quelle der Energie und der Liebe – auch der Selbstliebe.

Statt mir also vorzuwerfen, mich erst spät als Dozentin beworben zu haben, bin ich dankbar dafür, dass mich ein Exfreund zu diesem Schritt ermunterte, und dafür, dass ich es nun bin.

Ob Unterrichten einer Bestimmung entspricht, weiß ich nicht. Egal, denn es macht mir Freude, mein Wissen weiterzugeben und andere Menschen zum Schreiben und zum Meditieren zu ermutigen. In jedem Workshop spüre ich, dass ich damit auf Resonanz stoße, was mich beglückt. Sollte sich dies einmal ändern, höre ich wieder auf damit. Von der Idee eines Lebensplans bin ich abgekommen. Es scheint mir wichtiger, immer wieder innezuhalten und wahrzunehmen, was und wie etwas Freude bereitet und sinnvoll ist. Da sich das Leben permanent verändert, können sich auch die Bedürfnisse und Aufgaben verändern.

In einer Phase gilt es zum Beispiel, Kinder großzuziehen oder die Eltern zu pflegen, in einer anderen, sich beruflich durchzusetzen oder sich in die Stille zurückzuziehen. Diese Phasen verlangen nicht danach, alles Bisherige aufzugeben, sondern Umstände und Bedürfnisse stetig aufeinander abzustimmen. Erkennt man Veränderungen nicht an, wird man auf Dauer auch dann unzufrieden, wenn man einer vermeintlichen oder tatsächlichen Bestimmung folgt. Wir kommen nicht darum herum, uns zu wandeln, mit dem «Flow» zu gehen, wie es umgangssprachlich heißt.

Leben nach dem Tod

Was könnte damit gemeint sein?
Werden wir wiedergeboren?
Müssen wir Schicksalsschläge als sinnvoll betrachten?

Von Transformation wird biblisch im Zusammenhang mit dem Sterben erzählt – insbesondere mit der Kreuzigung und Auferstehung Jesu. Durch den Tod verwandelt sich Jesus von Nazareth in Jesus Christus, den Gesalbten, den Erlöser und Erlösten. Auch in der säkularen Gesellschaft ist die Verbindung von Tod und Erlösung nach wie vor verankert. In Todesanzeigen heißt es zum Beispiel: «Der Tod hat ihn von seiner Krankheit erlöst.» Im spirituellen Sinn müssen wir jedoch nicht zu Erde werden, um erlöst zu werden. Hier bedeutet «Tod» auch der Anfang von Transformation, von innerem Wandel.

Wir wissen, dass wir aus dem Tod ins Leben hinübergeschritten sind (...), heißt es im Johannes-Evangelium denn auch. Im Verständnis des Autors ist der Tod nicht nur Ende, sondern auch Anfang des Lebens. Er ist Teil der Gegenwart.

Auch das von Pfarrerinnen und Priestern anlässlich von Abdankungen so gern zitierte «ewige Leben» ist aus Sicht von Mystikern wie Meister Eckhart nichts, auf das man erst nach dem körperlichen Absterben stößt, sondern etwas in der Gegenwart. Was dies bedeutet, weiß ich vom Meditieren. Versunken in der Stille, vergesse ich Zeit und Raum. Beides existiert in diesem Moment in meiner Wahrnehmung nicht. Es gibt nur Konzentration, Gedanken und Körpersignale. Es gibt nur das Innehalten und die Verbundenheit mit der Ewigkeit. Für mich bedeutet das: Man muss nicht auf den Tod warten, um Frieden zu finden. Die Möglichkeit dazu besteht jederzeit.

Die Erneuerung durch Transformation, also der innere Wandel durch das Absterben des Überholten, wird je nach Religionskonzept anders genannt – zum Beispiel Auferstehung oder Wiedergeburt. Als Teenagerin faszinierte mich die Vorstellung der Wiedergeburt, wie ich sie bei meiner buddhistischen Gastfamilie in Thailand kennengelernt hatte – wobei ich damals dachte, dass die Seele inkarniert wird und nicht das Bewusstsein. Würde die Seele wiedergeboren, käme ein Teil des Ich in einem neuen Körper auf die Welt. Bliebe hingegen das Bewusstsein erhalten, wäre es geistige Erkenntnis, die nicht erlöscht, sondern weiterlebt. Dies ist für mich heute gut nachvollziehbar, denn meine Erkenntnisse hinterlassen in Form von Worten, Taten und Beziehungen über meine Kremierung hinaus Spuren. Meine Erkenntnisse sind auch nichts Isoliertes, sondern Teil des kollektiven Überbewusstseins. Sie werden von anderen inspiriert und mit anderen geteilt. So gesehen liegen Erkenntnisse immer in der Luft, wir sind uns dessen einfach nicht immer bewusst. Bewusstsein ist also etwas, das kommt und geht – oder eben geboren wird, stirbt, geboren wird, stirbt.

Wie gesagt, als Teenagerin glaubte ich, die Seele werde wiedergeboren. Der Gedanke, einmal als Tänzerin, einmal als Sängerin, einmal als Journalistin auf der Welt zu sein, gefiel mir. Was aber, wenn ich zur Weiterentwicklung als Bettlerin wiedergeboren würde? Oder in den Krieg ziehen müsste? Überhaupt, was bedeutet es, ewig wiedergeboren zu werden und immer wieder die Auswirkungen eigener Handlungen durchleben zu müssen? Kein schöner Gedanke, wenn ich an all den Liebeskummer, die Schuldgefühle, die Prüfungen, Stellenverluste und Ängste denke, die ich durchlitten habe. Lediglich das Schöne zu wiederholen ist in diesem Konzept wohl nicht vorgesehen.

Hat mein Leben einen Anfang (die Verschmelzung von Eizelle und Spermium) und ein Ende (den biologischen Tod), so kann ich mit meinen 48 Jahren hoffen, viele unangenehme Erfahrungen für immer hinter mich gebracht zu haben: Schule, Berufswahl, Auseinandersetzungen mit den Eltern oder die erste Wohnungssuche. Auch Karrieredruck, Trennung und Arbeitslosigkeit wären etwas, das ich nicht mehr erleben müsste. Ich könnte eine Erfahrung auf die andere aufbauen und zurückblickend darin Entwicklung und Sinn erkennen, daraus Kraft schöpfen und Konsequenzen ziehen für die nächsten Schritte bis zum Tod. Hat mein Leben Anfang und Ende, kann ich nach traditionell christlicher Vorstellung auf Erlösung durch den Tod hoffen. Danach hätte ich ewigen Seelenfrieden.

Verläuft mein Leben aber wie in gewissen Modellen der Wiedergeburt zyklisch, sind da immer wieder Qualen wie verlassen, gedemütigt oder krank zu werden. Immer wieder wäre ich ein Kind, abhängig von Vater und Mutter, wieder fürchtete ich mich vor Einsamkeit, wieder würde ich vom ersten Freund verlassen, wieder müsste ich mich mit der Berufswahl herumschlagen, wieder würde ich in Momenten des Glücks fürchten, dass es nicht ewig anhält. Vielleicht könnte ich mit der Zeit besser damit umgehen. Aber ich würde ewig leiden, wie es Buddha formulierte. Seiner Lehre zufolge entkommen einzig die Erwachten, die Buddhi, diesem Kreislauf. Sie sind frei von Begierden, frei von Erwartungen und Enttäuschungen. Ihr Bewusstsein ist durch die vielen Lebenszyklen vollkommen geworden.

Im Palikanon, der ältesten Sammlung von Buddhas Lehrreden, heißt es über die Erwachten: *Wie glücklich leben wir! Denn hier gehört uns nichts; Wir nehmen Freud' als Brot, wie Gottheiten des Lichts.*

Für immer frei zu sein vom Streben nach Liebe und Anerkennung und ohne Begierde zu leben ist für mich kaum vorstellbar, auch wenn ich diesen Zustand in der Meditation für Momente erfahre. Ich meditiere jedoch nicht pausenlos, und ich lasse mich von Gefühlen leiten, von Schönheit bezaubern, von Lust betören. Zu meinem Leben gehört das Verfolgen von Zielen, das Bemühen um Anerkennung und gesellschaftlichen Einfluss, die Sehnsucht nach Liebe. Verstehe ich das buddhistische Jenseits, das Nirwana, als endgültigen und nicht als zeitweisen Zustand, ist es unerreichbar für mich.

Auch das römisch-katholische Konzept des Jüngsten Gerichts ist für mich kein Garant für den Seelenfrieden. Im Gegenteil, dieser Idee nach müsste ich im Fegefeuer büßen oder für immer in der Hölle schmoren, weil ich mich nicht zu den kirchlichen Glaubenssätzen bekenne, nicht beichte und Sex habe, ohne verheiratet zu sein. Doch das ist kein bedrohliches Szenario für mich, denn es hat nichts mit meiner Vorstellung vom Jenseits und vom Tod zu tun. Schon als Kind war «Hölle» für mich ein Begriff wie «Schlaraffenland». Beides gehörte zur Welt der Witze und Märchen.

Bis zur Beschäftigung mit Theologie verband ich auch das Jüngste Gericht mit Witzen, Filmkomödien oder mit Jean-Paul Sartres Drehbuch «Das Spiel ist aus», in dem zwei Menschen nach einer Diskussion mit der Todesverwalterin ins Leben zurückdürfen. Ich betrachtete es als fiktive Strichliste für Sünden und Wohltaten, als Buchhaltung für jene, die sich nach Abrechnung sehnen. Mit Spiritualität hätte ich den Begriff niemals in Verbindung gebracht.

Einen Bezug zu meinem Leben konnte ich erst herstellen, als ich las, dass im Neuen Testament für «Gericht» das griechische Wort «crisis» steht. Wenn eine Krise dem Jüngsten Gericht entspricht, dann weiß ich, wovon die Rede ist. Eine Krise ist wie ein Gerichtstermin eine Zeit des Erkennens, Abwägens, Urteilens und Entscheidens. Dass sie mit dem Tod beziehungsweise mit innerem Wandel zu tun hat, leuchtet mir ein, denn sie ist ein Einschnitt, ein Wendepunkt. In einer Krise entscheidet sich, wie es weitergeht – genauso wie vor dem Jüngsten Gericht.

Dabei erkenne ich, wo ich im Leben stehe. Sofern die Krise nicht in Form einer Krankheit oder eines Unfalls auftaucht, werde ich mir der Auswirkungen meines Handelns bewusst. Diese Bewusstwerdung kann Höllenqualen gleichkommen. Mir fiel es zum Beispiel im vergangenen Jahr wie Schuppen von den Augen, welche existenziellen Konsequenzen meine literarische Arbeit hat. Sie verlangt mir nicht nur enorm viel Zeit und Disziplin ab und führt dadurch ein Stück weit zu sozialer Isolation, sondern sie schränkt meine Erwerbstätigkeit ein und führt zu prekären finanziellen Verhältnissen. Der Schock, den ich vor über zehn Jahren in Sils Maria anlässlich der Erkenntnis hatte, schreiben zu müssen, wiederholte sich, als ich zu spüren bekam, was das in der Realität bedeutete.

Im Krisengericht führen Ausflüchte nicht zum Abschluss der Verhandlung, sondern verlängern den Prozess. In diesem Prozess sind die Qualen die Kläger, das Bewusstsein spielt den Richter. Doch das Urteil fällt erst, wenn alle Tatsachen aufgerollt und alle Gefühle durchlebt sind. Dann weist das Bewusstsein den Weg in die Zeit nach der Krise.

Die sprachliche Verbindung zwischen Krise und Jüngstem Gericht birgt die Gefahr des Schönredens: Der Ausspruch «Krise als Chance» ist ein Beispiel dafür. Ich mag ihn nicht.

Selbst wenn ich eine Krise – eine Trennung, einen Jobverlust – rückblickend als Befreiung betrachte, empfand ich sie im Moment des Durchlebens nicht als Chance, sondern als Zwang. Krisen zwingen einen durch Schmerz, Verlust und Verwirrung hindurch und schüren Ängste.

Natürlich gibt es solche, denen man hinterher etwas Positives abgewinnen kann. Etwa wenn ein Burnout dazu führt, besser auf sich selbst zu achten, die eigenen Bedürfnisse wichtig zu nehmen und mit den eigenen Erwartungen oder denen anderer besser umzugehen. Es gibt aber auch Krisen, die einfach skandalös sind: eine schwere Krankheit, der Tod eines Kindes. In einer solchen Situation nach dem Sinn dahinter zu suchen kann die Kraft verzehren, die nötig wäre, um die Krise zu bewältigen. Anstelle der verzweifelten Frage nach dem «Warum?» ist der Ausruf «Skandal!» oder eine Anklage an Gott hilfreicher, um weiterleben zu können. Ein Gedicht des Kenianers Jonathan Kariara drückt genau das aus:

Gras wird wachsen

Falls Du mein Kind wegholst, Herr,
gib meinen Händen Kraft genug um sein Grab auszuheben
es mit Erde zuzudecken
Herr, schicke etwas Regen
damit Gras wachsen wird.

Falls mein Haus niederbrennen sollte
so dass die Asche in der Nase brennt
und die Augen weinen macht
dann, Herr, schicke ein wenig Regen
damit Gras wachsen wird.

Doch, Herr, schicke mir nicht
Wahnsinn
ich bitte um Tränen
schicke mir nicht mondharten Wahnsinn
der es sich in meinem Schädel bequem macht
Lieber wäre mir du schicktest Horden von Hengsten
in vernichtendem
Galopp
Nur brich nicht
*Das Dotter des Mondes über mich.**

Statt nach einem Schicksalsschlag nach dem «Weshalb» zu fragen, rät Mystiker Meister Eckhart, man solle *sunder warumbe*, «ohne warum», sein. Das heißt, zu akzeptieren statt zu hinterfragen, zu trauern statt zu grübeln. Auch Buddha lehrte, man solle einen Giftpfeil sofort aus der Wunde ziehen, statt zu fragen, wer ihn geschnitzt, präpariert und abgeschossen habe. Sonst sterbe man in der Zeit, in der man diese Fragen stelle.

Ich habe gute Erfahrungen mit dieser Haltung gemacht. Drohe ich mich bei Schmerz mit «warum?» zu ersticken, nehme ich mir Meister Eckharts *sunder warumbe* zu Herzen. Mit diesen Worten schaffe ich es meist, der Grübelei zu entkommen. Gelingt es mir dabei auch noch, die Ruhe unter dem Schmerz wahrzunehmen, vergeht der Schmerz für Momente, Tage oder Jahre.

Welche Kraft durch das Seinlassen der Sinnfrage frei wird, konnte ich bei einem Krebskranken beobachten, den ich im Rahmen eines Kurses in Spiritual Care an der Universitätsklinik einige Wochen begleitet hatte. Der Mann war gerade am Hirn operiert worden. Er sagte, er habe sich zwar gefragt,

* Al Imfeld (Hrsg.), Afrika im Gedicht, Offizin 2015

ob er mit den aggressiven Tumoren bestraft werde, habe den Gedanken aber verworfen. «Gott hat mich nicht ausgewählt zum Kranksein», sagte er. «Ich muss wieder gesund werden.» Sein Lebenswille und seine Überlebenskraft beeindruckten mich. Er nahm seine Erkrankung hin, gab ihr aber keinen Sinn.

Was ist die Hölle?

Was bedeuten Höllenqualen?
Wie überwindet man sie?

Eng mit der biblischen Vorstellung der Erlösung durch den Tod ist auch die Vorstellung der Nichterlösung durch den Tod verbunden, also das Konzept der Hölle. Zum Glück fürchten wir uns nicht mehr wie die Menschen früherer Jahrhunderte bei jedem Fehltritt vor höllischer Bestrafung, sondern reden überwiegend augenzwinkernd davon: «Oje, dafür werde ich wohl in der Hölle schmoren …»

Trotzdem sind Höllendarstellungen in Form von apokalyptischen Filmen, Science-Fiction und Horrorgeschichten noch immer verbreitet. Viele sind inspiriert von der Offenbarung des Johannes, dem letzten Buch des Neuen Testaments der Luther-Bibel.

Und er tat den Brunnen des Abgrunds auf, und es stieg auf ein Rauch aus dem Brunnen wie der Rauch eines großen Ofens, und es wurden verfinstert die Sonne und die Luft von dem Rauch des Brunnens.

Und aus dem Rauch kamen Heuschrecken auf die Erde, und ihnen wurde Macht gegeben, wie die Skorpione auf Erden Macht haben. Und es wurde ihnen gesagt, sie sollten nicht Schaden tun dem Gras auf Erden noch allem Grünen noch irgendeinem Baum, sondern allein den Menschen, die nicht das Siegel Gottes haben an ihren Stirnen. Und ihnen wurde Macht gegeben, nicht dass sie sie töteten, sondern sie quälten fünf Monate lang; und ihre Qual war wie eine Qual von einem Skorpion, wenn er einen Menschen sticht. Und in jenen Tagen werden die Menschen den Tod suchen und nicht finden, sie werden begehren zu sterben, und der Tod wird von ihnen fliehen.

Der biblische Text ist geprägt von der Lust am Schauder und von Wut, Hass und Rachsucht. Der Autor, der sich Johannes nannte, lebte verbannt im Exil und war besessen von der Idee, dass seine Gegner irgendwann ihre Strafe bekommen und von Unheil heimgesucht werden würden. Seine Darstellung von Katastrophen und Qualen zeugt von menschlichen Ängsten und ist, wenn auch bizarr und überzeichnet, an Erlebtes und Gesehenes, an reale Menschen und Orte gebunden.

Von Nüchternheit geprägt ist hingegen die Beschreibung der Hölle im römisch-katholischen Katechismus: *Den Zustand der endgültigen Selbstausschließung aus der Gemeinschaft mit Gott und den Seligen nennt man Hölle.*

Was bedeutet Selbstausschließung? Nicht an den Allmächtigen zu glauben? Nicht daran zu glauben, dass Jesus Christus alles Leid der Christen auf sich nimmt? Oder schlicht nicht am Gottesdienst teilzunehmen, nicht zu beten, nicht zu beichten? Und was ist mit jenen, die sich nicht selbst ausgeschlossen haben von der Gemeinschaft mit Gott, sondern sich ausgeschlossen fühlen?

Bei den Katholiken schließt man sich aus der Gemeinschaft mit Gott aus, wenn man Todsünden wie Ehebruch, Mord oder das Abfallen vom Glauben nicht bereut und Gottes «barmherzige Liebe» nicht annimmt.

In der protestantischen Dogmatik wird unter Selbstausschließung verstanden, dass sich ein Mensch trotz einer spirituellen Erfahrung von Gott abwendet. Ich kann mir das nicht vorstellen, denn sie ist etwas Bewegendes, Berührendes, Bereicherndes. Vielleicht bringt jemand diese Erfahrung nicht in Verbindung mit dem Wort «Gott», oder vielleicht weiß er nicht, wie er sie interpretieren soll, oder fürchtet sich vor den Konsequenzen, wenn er sein Leben ihretwegen verändert, aber solche Zweifel und Ängste können meiner Ansicht nach keine Selbstausschließung sein. Auch Jesus und Buddha hatten ihre Zweifel.

Ich verstehe darunter vielmehr das Ausgeschlossensein von sich selbst. Das heißt, abgeschnitten zu sein von der eigenen Kraft, von Inspiration und Lebensfreude. Ich kenne diesen Zustand. Er ist höllisch, jedoch nichts Endgültiges. Ich konnte ihn wie viele andere Menschen dank der Zuwendung von Freunden, der Hilfe von Therapeuten, Yoga und Meditation überwinden. Doch garantierte Heilmittel gegen den seelischen Kraftverlust gibt es trotz psychologischen Erkenntnissen, pharmakologischen Errungenschaften und spiritueller Seelsorge nicht. Die kirchlichen Sakramente wie Beichte oder Abendmahl können einen Menschen vielleicht wie Meditation im Moment verankern. Doch ein Betroffener erfährt nur Heilung, wenn er gewillt ist, den Prozess der Genesung mitzugestalten und sich selbst offen zu begegnen. Auf eine Art «Gottesspritze» zu warten wäre vertane Zeit und verschenkte Hoffnung.

Im Gegensatz zum französischen Schriftsteller und Philosophen Jean-Paul Sartre (1905–1980), der schrieb: *Die Hölle, das sind die anderen*, finde ich, die Hölle sind wir uns selbst. Wir setzen uns mit Vorstellungen, wie wir sein sollten, unter Druck. Wir glauben, Unsicherheit verbergen zu müssen, und wir fühlen uns schwach, wenn wir Hilfe benötigen. Scheitern ist nicht vorgesehen, obwohl die Gefahr, dass wir unseren Ansprüchen nicht genügen, groß ist. Das unerbittliche Menschenbild, dem wir entsprechen wollen, entsteht von Tag zu Tag, von Minute zu Minute in unseren Köpfen. Wir betrachten uns als Versager, wenn eine Beziehung in die Brüche geht, betiteln andere als Hochstapler, wenn sie den Mund zu voll nehmen, oder bezichtigen uns der Mittelmäßigkeit, wenn wir nicht berühmt werden. Wir verlangen von uns gute Leistungen im Job, eine schlanke Figur, Fitness, Beliebtheit, Zufriedenheit und wollen erst noch den Partner glücklich machen. Alle diese Ansprüche können uns quälen wie ein höllischer Spieß.

Heute schmoren wir also nicht in der Hölle, weil wir Böses tun, sondern weil wir meinen, immer das Beste geben zu müssen, und das nicht schaffen. Wir halsen uns zu viel auf, sind zu streng mit uns. Im Bemühen um das Gute nehmen wir uns zu wichtig. Dabei vergessen wir einerseits, dass es menschlich ist, Fehler zu machen, und andererseits, dass wir nicht alles steuern können. Es liegt zwar in unserer Verantwortung, mit dem Unkontrollierbaren umzugehen. Aber für das Unvorhergesehene selbst können wir nichts. Dies zu begreifen ist Demut. Ein entlastendes Gefühl, finde ich.

Manchmal leisten wir unser Bestes und werden durch Umstrukturierungen in der Firma dennoch entlassen. Oder wir wollen eine liebevolle Beziehung führen und sind trotzdem grob zum Partner. Oder wir erziehen Söhne und Töchter nach bestem Wissen und Gewissen, und diese werden dennoch straffällig.

Demut hilft in solchen Fällen, gnädig zu sein mit sich, statt sich zu verdammen.

Was Gott alles sein soll: Licht und Vater, Liebe und Atem

Hat Gott eine Erscheinungsform?
Eine bestimmte Wirkung? Was ist der Heilige Geist?

In den vorangegangenen Kapiteln habe ich viel über die Wirkung von Spiritualität oder von Gotteserfahrungen geschrieben: Bewusstheit, Verbundenheit, Transformation hin zu innerem Frieden, innerer Freiheit, Nächstenliebe, Gelassenheit. Obwohl ich mir über die Jahre der Yoga- und Meditationspraxis, übers Studieren und über das Schreiben dieses Buches immer klarer wurde darüber, was mit diesen Wörtern gemeint ist, weiß ich noch immer nicht, was Gott ist. Mich stört das nicht. Das Nichtwissen bewahrt mich davor, meine Erkenntnisse allzu wichtig zu nehmen. Sie sind nichts für immer Gesichertes wie das Beherrschen des Einmaleins und nichts, was man weitergeben kann. Meine Erfahrungen lassen sich zwar annähernd sprachlich vermitteln, doch den Weg durchs Nichtwissen muss sich jeder selbst bahnen.

Auch wenn Schilderungen von Menschen, die ebenfalls unterwegs sind, einem Hinweise auf die Himmelsrichtung geben können, sind sie keine Wegweiser zu einem bestimmten Ziel. So paradox es ist, besteht das Ziel darin, es aufzugeben und von Moment zu Moment wahrzunehmen, was ist. Denn ein Ziel wie Gelassenheit kann man nicht verfolgen, sondern lediglich als innere Ausrichtung mit sich tragen und realisieren, wenn man es erreicht.

Was man auf dem Weg durchs Nichtwissen wahrnimmt, ist abhängig von der Wegstrecke, die man gerade beschreitet, und von der inneren Ausrichtung, die man wie einen Kompass mit sich trägt. Ist er auf Gelassenheit ausgerichtet, führt er vielleicht plötzlich dazu, dass man nicht mehr das Bedürfnis hat, alles unter Kontrolle zu haben. Mir ist es jedenfalls so ergangen.

Auch Bücher sind keine Wegweiser für spirituelle Erfahrungen. Sie können zwar helfen bei der Orientierung, aber man kann sie nicht wie eine Landkarte benützen. Schon gar nicht wenn sie wie biblische Texte über zweitausend Jahre alt sind. Dennoch ist es interessant, sich die christliche Vorstellungswelt zu erschließen und die eigenen Erfahrungen darin zu spiegeln. Was hat der Gott der Bibel mit uns zu tun?

Biblisch hat Gott so viele Namen und Eigenschaften, dass er alles sein kann und nichts. An einer Stelle ist er etwas Konkretes wie ein Vater, an anderer Stelle etwas Sinnliches wie die Liebe oder etwas Geistiges wie Wahrhaftigkeit und Inspiration. Sogar etwas Beängstigendes wie Allmacht wird mit Gott verbunden. Gleichzeitig predigten christliche Mystiker, jeder Begriff verfehle Gott. Eine Ansicht, die Mystiker anderer Religionen teilen. Im Tao-Tê-King des chinesischen Philosophen und Mystikers Lao-tse (ca. 300 v. Chr.) heißt es: «Ich kenne seinen Namen nicht, darum nenne ich es Dao.» Der Grund für die Skepsis gegenüber Namen ist einfach: Wer Gott einen Namen gibt, definiert ihn. Deshalb scheuen sich viele Menschen davor, das Wort «Gott» auszusprechen. Juden gehen so weit, dass sie die vier Buchstaben JHWH für «Jehova» als «Adonai» (mein Herr) und «HaSchem» (Der Name) aussprechen, um Gott nicht mit der Aussprache seines Namens zu entheiligen. Wofür das Tetragramm JHWH steht, ist nicht klar. Sprachwissenschaftler sagen, es könnte vom Aramäischen «er wird sein» abstammen oder vom Hebräischen «wehen». Vielleicht ist das Wehen ein Hinweis auf den Geist Gottes, den Atem, vielleicht war JHWH der Wettergott eines Stammes. Das hebräische Wort für «Geist» bedeutet auch «Hauch», «Sturm» und «Atem».

Der Atem als Gott oder Gott als Atem ist eine Vorstellung, die mir vom Yoga her vertraut ist. Im rund zweitausend Jahre alten Yoga-Sutra wird der Atem, Sanskrit «Prana», Lebenskraft genannt. Prana verbinde Körper und Geist, schrieb der der indische Gelehrte Patanjali. Bewusstes Atmen verringere Trübungen des Geistes und führe zu Gemütsruhe. Dadurch nehme man sich und seine Umwelt immer subtiler wahr und könne das Bewusstsein erweitern. Meiner Erfahrung nach trifft dies zu. Lenke ich den Atem, fokussiere ich meine Konzentration und fühle mich in meinem Körper verankert. Meditieren ist nach Atemübungen einfacher.

Atmen ist für uns so selbstverständlich, dass wir nur daran denken, wenn es schwerfällt oder schmerzt. Wir verlassen uns seit dem ersten Schrei auf die Energie, die uns über die Lungen zufließt. Wegen dieses Urvertrauens wird das Atmen mit Gott in Verbindung gebracht. Mystiker predigten, dass der Mensch das, was für ihn wichtig ist, nicht suchen müsse, sondern bekomme. Ein revolutionärer Gedanke im Mittelalter. Damals dominierten Vorschriften der katholischen Kirche den Alltag der Menschen und machten sie glauben, dass Gott nur jenen wohlgesinnt ist, die beten, fasten, Buße tun.

Auch wenn wir den Atem quasi als Geschenk oder als körperlichen Mechanismus mit der Geburt mitbekommen, fließt er nicht immer gleich. Manchmal stockt er, manchmal geht er schnell, manchmal ist er flach, manchmal bläht er den ganzen Bauchraum auf. Der Atem reagiert nicht nur auf körperliche Anstrengung, sondern ist auch Ausdruck unserer Gefühlslage. Angst schnürt ihn ab, Stress beschleunigt ihn. Umgekehrt kann bewusstes Atmen die Nerven beeinflussen. Langes Ausatmen signalisiert dem Hirn, dass alles in Ordnung ist. Der Körper entspannt sich.

Ohne Atem kein Leben. Im Alten Testament heißt es: *Da machte Gott der HERR den Menschen aus Erde vom Acker und blies ihm den Odem des Lebens in seine Nase. Und so ward der Mensch ein lebendiges Wesen.*

Im hebräischen Originaltext haucht der Schöpfer den Menschen «neschama» ein. Das hebräische Wort heißt nicht nur Atem, sondern auch Geist. Gott beatmet die Menschen und belebt sie zugleich mit seinem Geist. Er inspiriert sie.

Bis ich Spiritualität studiert habe, konnte ich mir unter dem Heiligen Geist nichts vorstellen. Heute denke ich, dass der Heilige Geist dem, was ich mir unter Gott vorstelle, am nächsten kommt. In theologischen Lehrbüchern wird er als das beschrieben, was Menschen wahrnehmen, wenn *es fließt*, wenn sie im *Flow* sind. Der Heilige Geist bewegt, verbindet, inspiriert. Er ist schöpferische und verwandelnde Kraft und verleiht den Menschen Esprit und Charisma. Geistesblitze werden theologisch ebenso mit ihm erklärt wie die menschliche Fähigkeit zur plötzlichen Erkenntnis, der Aha-Effekt. Der Geist begeistert.

Das Geistige ist auf den menschlichen Verstand angewiesen. Um Geistesblitze nutzbar zu machen, brauchen wir die Fähigkeit, rational zu denken und zu handeln. Ohne die Verbindung von Inspiration, Verstand und Körper ist es kaum möglich, zu Einsicht zu kommen, Wahrhaftiges zu erkennen und zu erschaffen. Wir benötigen alle unsere Sinne, unseren Körper sowie die geistigen und praktischen Fähigkeiten, um Inspiration umzusetzen.

Weniger luftig als der Heilige Geist ist ein anderer Gottesname: der Vater. Von einem Vater weiß man, er hat Sohn oder Tochter, Testosteron im Blut und infolgedessen einen mehr oder weniger kräftigen Körper und eine mehr oder weniger tiefe Stimme.

Ich würde Gott allerdings niemals als Vater bezeichnen, obwohl mir der Gedanke Meister Eckharts gefällt, wonach ich auf die gleiche Art Gottes Tochter bin wie Jesus Gottes Sohn. Er gefällt mir, weil er von der Gleichwertigkeit aller Menschen ausgeht, ihre Verbundenheit mit Göttlichem feststellt und an Jesus das Menschliche hervorhebt, wie ich es im Kapitel «Eine Annäherung an Jesus» beschrieben habe. Das Menschliche am Wort Vater irritiert mich hingegen im Zusammenhang mit Gott. Einerseits weil ich Transzendenz eher als unendlichen Raum erfahre denn als etwas, das mit «Du» angeredet wird und ein Geschlecht hat. Andererseits verbinde ich persönlich mit dem Wort Vater weder Geborgenheit noch Heilung oder gar Erlösung, sondern eine schwierige Beziehung. Von «Vater» Hilfe zu erwarten käme mir nicht in den Sinn.

Da kein menschlicher Vater (und keine menschliche Mutter) uneingeschränkt Geborgenheit und Liebe geben kann, kommt der familiäre Begriff wohl nicht nur mir unpassend vor für etwas Unfassbares, Zeit- und Raumloses oder – theologisch gesprochen – allumfassend Liebendes.

Väter sind keine Übermenschen und Alleinherrscher, sondern verletzbare Menschen mit Verantwortungsgefühl, Unsicherheiten, Träumen und Begierden. Geliebt werden möchten sie wohl lieber mit Zärtlichkeit als mit der Erwartung, das Heil aller zu sein.

Dass in der Bibel Jesus von Gott als seinem Vater spricht, hat wahrscheinlich mit der fast uneingeschränkten Autorität zu tun, die man zu seiner Zeit einem Vater zugestand. Ein Vater sorgte für seinen Stamm, seine Sippe. Ein Vater hatte einen Blick fürs Ganze. Einem Vater wurde gehorcht. Dies wird in der Bibel auch über Gott gesagt.

Gottvater eignete sich zudem zum Missionieren. Weil die Leute das Wort Vater mit jemandem in Verbindung brachten, der liebte und geliebt werden musste, wurde Gott fassbar.

Was ein Vater ist, wissen alle. Was Gott ist, weiß keiner. *Er ist ohne Namen, ohne Form, ohne Bild, jenseits jeder Art des Seins,* predigte Johannes Tauler. Weil Tauler aber wie alle, die über spirituelle Erfahrungen schreiben, Wörter für Transzendenz finden musste, schrieb er an einer Stelle vom *Allein-Guten*, an anderer von *Einheit*. Begriffe, die weniger anschaulich sind als das Wort Vater, aber meiner Meinung nach gerade deswegen präziser. Denn schon in den Zehn Geboten heißt es: *Du sollst dir kein Bildnis noch irgendein Gleichnis machen (...).*

Stellt man sich etwas vor, verpasst man das Göttliche womöglich, weil es anders in Erscheinung tritt als erwartet. In der Bibel offenbart sich Gott einmal sprechend, einmal donnernd, einmal mittels Feuer oder Licht. Ein anderes Mal schickt er Tauben oder Engel als Boten, einmal reißt er den Himmel auf. Eine Systematik seiner Ausdrucksweise ist nicht zu erkennen. Vielleicht reisst er eines Tages eine Wand nieder oder blitzt ins Bewusstsein. Wir können es nicht wissen, bis wir es selbst erfahren.

Einfacher, als das Wesen Gottes zu beschreiben, ist es, die Auswirkung der Verbindung mit dem Göttlichen zu umschreiben: Liebe. Selbstliebe, Liebe gegenüber den Nächsten, Feindesliebe. *Liebe führt zu Liebe, und je mehr man liebt, umso mehr ist man fähig zu lieben,* predigte Tauler. Wer die Verbindung zu sich und zum Gottesraum wahrnimmt, kann aus Liebe schöpfen. Dennoch klingen folgende Liedzeilen in meinen Ohren abgedroschen: *Gott ist die Liebe, lässt mich erlösen, Gott ist die Liebe, Er liebt auch mich.*

Ich habe das Kirchenlied von 1852 so oft gehört, dass mir die Zeilen vorkommen wie die eines Schlagers. Ebenso wenig wie ich zum Liebesbeweis die «Zärtlichsten Hits zum Kuscheln» erklingen ließe, würde ich Gott mit Liebe gleichsetzen. Beide Wörter werden so oft benutzt, dass sie leer geworden sind.

Liebe kann sehr vieles sein: Verliebtheit, Zuneigung, Mitgefühl, Begehren, Abhängigkeit, Vertrautheit, Entgrenzung, Faszination, Sehnsucht, Hingabe – die Bedeutung ist widersprüchlich und situationsbedingt. Welche Form der Liebe wäre Gott?

Er liebt auch mich.

Liebt die Liebe? Hasst der Hass? Ich weiß nicht, wie ich mir liebende Liebe vorstellen soll. Ich kann mir vorstellen, in Liebe angenommen, liebend angesehen, geliebt zu werden. Ich weiß, wie lieben ist. Aber die Liebe, die ich kenne, bezieht sich auf Menschen, Tätigkeiten, einen Ort, ein Tier. Ich liebe dich, euch, etwas. Ich liebe Kunst, ich liebe es zu tanzen. Kann ich etwas Unergründliches, das ich bloß erahne, lieben? Kann eine transzendente Dimension Liebe erwidern, wo doch weder Orte noch Kräfte Gefühle hegen?

Liebende loben, befürchten, klammern, manipulieren, geben großzügig, bereuen, vertrauen, misstrauen, werten. Liebende sind zum Besten und zum Niederträchtigsten fähig.

Die Feindesliebe, zu der Jesus von Nazareth aufgefordert hatte, ist wohl die höchste und schwierigste Form der Liebe. Wer sie anstrebt, scheitert immer wieder. Allein schon Respekt für diejenigen aufzubringen, die man nicht liebt, ist eine Herausforderung. Doch spirituelle Entwicklung mündet letztlich in gewaltfreiem Reden und respektvollem Handeln.

Mir ist dies jedenfalls zum inneren Bedürfnis geworden. Nicht nur weil ich andere nicht verletzen möchte, sondern weil ich mir dadurch selbst weniger Gewalt antue, als wenn ich mich aggressiv benehme.

Wenn wir uns untereinander lieben, so bleibt Gott in uns, und seine Liebe ist in uns vollkommen.

Was ist vollkommene Liebe, von der im ersten Johannesbrief die Rede ist? Entspricht sie der Verschmelzung zweier Liebender beim Sex, der Innigkeit eines Kusses, der Liebe von Mutter und Vater angesichts ihres neugeborenen Kindes oder der ruhigen Verbundenheit einer Meditierenden?

Theologen unterscheiden zwischen Philia und Agape, zwischen freundschaftlicher Liebe und uneigennütziger und wertschätzender Nächstenliebe. Gottes Liebe sei die der sanften, großmütigen, eifersuchtslosen Agape, schreiben sie. Doch hat Eros, die sinnliche und besitzergreifende Liebe, nicht auch transformative Kraft? Fordert Eros nicht auch die vollkommene Hingabe, die Bereitschaft, sich einzulassen? Ist es nicht Eros, der eine tiefe Begegnung zweier Menschen auf einer anderen Ebene als der rationalen ermöglicht?

Ich habe erlebt, dass sich im Moment des Verliebens, in dem Eros sehr präsent war, in mir etwas auftat. Es war dasselbe Gefühl, das ich manchmal beim Meditieren habe. Da war plötzliche Weite, die über mich hinausging. Diese Liebe verwandelte mich, stärkte mich, gab meinem Leben eine Wende, obwohl sie nicht genug trug, die Form einer dauerhaften Beziehung anzunehmen. War das keine gottgewollte Liebe? Was dann? Sind Berührung, Zuneigung und Nähe nicht immer ein Geschenk?

Meister Eckhart war der Meinung, dass alle Liebe Gott ist. Also war auch diese Liebe irgendwie göttlich. Nur entspringen der Wunsch nach einer Partnerschaft und die Empfindung von Liebe verschiedenen Ebenen des Menschseins. Die seelische und körperliche der Liebe ist nicht zwingend gepaart mit der sozialen Ebene einer Partnerschaft.

Hat Liebe deshalb unterschiedliche Qualitäten? Einmal wirkt sie schöpferisch, einmal destruktiv, einmal empfinde ich sie stärker als geistige Kraft, ein andermal als körperliche. Welche Liebe was bedeutet, verstehe ich oft nicht. Entsprechend verwirrt war ich schon, wenn es um Beziehungen ging: Ich wollte sie schon geistig leben und der andere körperlich oder umgekehrt. Ich sah in ihr Kraft, und sie barg Zerstörung. Ich glaubte sie ewig und musste nach Jahren feststellen, dass sie versickert war wie ein Fluss im Kiesbett. Wie schwer es doch ist, Liebe von Liebe zu unterscheiden! Nur eines scheint mir klar: Sie lebt im Moment, in dem man sie empfindet, und wirkt dann schöpferisch. Diese Momente können sich aneinanderreihen, die Liebe kann sich erneuern, aber festhalten lässt sie sich ebenso wenig wie spirituelle Erfahrungen. Liebe verändert sich wie alle Empfindungen. Setzt man Liebe mit Gott gleich, ist deshalb auch die Wahrnehmung von Gott veränderlich.

Konstanter scheint eine andere Qualität, mit der Gott verglichen wird: das Licht. Am Anfang des Alten Testaments heißt es: *Und Gott sprach: Es werde Licht! Und es ward Licht. Und Gott sah, dass das Licht gut war. Da schied Gott das Licht von der Finsternis.*

Laut Genesis ist Gott die Ursache von Licht, nicht das Licht selbst. Wie Liebe ist Licht lebenswichtig. Es bringt alles an den Tag, das Angenehme und das Unangenehme. Helles glänzt im Licht, Düsteres verliert an Schwärze. Licht wärmt, sorgt für Wachstum, lässt Augen sehen, solange es nicht blendet. Im Licht werden Dinge unterscheidbar, Orientierung wird möglich.

Möge dieses Licht unseren Geist erleuchten.

Mit dieser Zeile des vedischen Gayatrie-Mantras bitten Hindus auf der ganzen Welt täglich um Erkenntnis. Als ich dieses Tausende Jahre alte Mantra im Yoga zum ersten Mal gesungen hatte, war mir die Bedeutung des Textes nicht bekannt. Der Lehrer, der es mir beigebracht hatte, vermittelte es wie in Indien üblich zunächst nur übers Vorsingen und Nachsingen. Ganz auf den Klang konzentriert lauschte ich den Sanskritsilben, wiederholte sie und versuchte, sie mir zu merken. Schließlich rezitierten wir das Mantra in der Gruppe mehrmals hintereinander. Da geschah etwas Sonderbares: Obwohl ich die Augen geschlossen hielt, sah ich helles Licht. Es erfüllte meinen ganzen Kopf. Ich wünschte mir, dass es nie erlischt. Als ich hinterher erfuhr, dass wir mit dem Gayatrie-Hymnus um geistige Erhellung baten, konnte ich kaum glauben, was geschehen war. Ohne jede Erwartung hatte ich die Kraft des Mantras erfahren. Nie hätte ich so etwas für möglich gehalten.

Inzwischen sehe ich beim Meditieren ab und zu Licht. Manchmal dringt es durch die Schädeldecke, bleibt aber im Kopf. Manchmal umschließt es mich ganz wie die Sonne. Es wärmt, zieht mich an, beglückt. Das Licht weckt in mir den Wunsch, dieses Gefühl weiterzugeben, zu teilen.

Geteiltes Licht ist wie geteilte Liebe: Beides vervielfältigt sich mit dem Weitergeben. Ein Raum wird hell und warm, je mehr Kerzen darin angezündet werden, eine Gruppe ist kreativ, je mehr Mitglieder sich respektvoll begegnen. Liebe und Licht haben aber noch etwas anderes gemeinsam: Fühle ich mich von Licht erfüllt, kann ich nicht anders, als zu lieben. Deshalb kommt von allen Umschreibungen Gottes das Wort Liebe ihm wohl am nächsten. In der Liebe kann Gott als Verbundenheit wahrgenommen werden, durch

Liebe wird er weitergegeben. Liebe inspiriert wie der Geist, belebt wie der Atem. Gott ist nicht die Liebe, wie es im Kirchenlied heißt, sondern er bewirkt Liebe. In spirituellen Erfahrungen fühlt sich der Mensch geliebt, inspiriert, klarsichtig und frei.

Wie ergibt Dreifaltigkeit Sinn?

Warum wird Gott in die drei Gestalten
Vater, Sohn und Heiliger Geist unterteilt?
Warum dieses Trennende, wo doch Gott als etwas
beschrieben wird, das alles vereint?
Warum Religionskriege?

Die christlichen Gottesbilder kann ich inzwischen ungefähr verstehen und sie teilweise in Einklang bringen mit meiner Spiritualität. Bei der Dreifaltigkeit ist mir dies bisher nicht gelungen. Vermutlich verstehen die wenigsten Menschen die Trinität von Vater, Sohn und Heiligem Geist. Außer Theologinnen und Theologen kenne ich niemanden, der dieses kirchengeschichtliche Konstrukt nachvollziehen kann. Dieses ist wie vieles Unverständliche an der christlichen Religion aus Debatten unter Fachleuten vor über tausend Jahren entstanden.

Im 4. Jahrhundert nach Christus stand im Zentrum eines Glaubensstreites über Gottes Wesen die Frage, ob Gott gegenüber Jesus übergeordnet ist oder ob Jesus Christus gleich viel Macht hat wie sein Schöpfer. Weil sich schließlich diejenigen Theologen durchgesetzt hatten, die Jesus Christus als gleichrangig mit Gottvater betrachteten, besteht Gott auch heute noch aus drei Teilen: aus dem Schöpfergott des Alten Testaments und der Juden, aus dem menschlichen Jesus Christus und aus dem inspirierenden und erhellenden Heiligen Geist.

Ich kann mir Dreifaltigkeit nur so erklären: Der Schöpfergott steht für die Möglichkeiten des Lebens, der Geist inspiriert dazu, eine der Möglichkeiten zu realisieren, und der Mensch setzt sie um. Dies ist ein dynamischer Prozess, eine Bewegung, in der die drei Aspekte des Göttlichen zueinander in Beziehung stehen. Gott ist Geist und wirkt im Menschen. Oder umgekehrt, Geist und Mensch sind miteinander verbunden.

Die Frage bleibt: Brauchen wir diese Dreiteilung Gottes?

Die Dreifaltigkeitslehre vereinfachte vor Jahrhunderten vielleicht die weltweite Absprache unter Theologen, doch für Nichttheologen entrückte sie Spiritualität in unverständliche Theorien. Mich hat sie jedenfalls daran gehindert, den kirchlichen Gott als etwas zu verstehen, das etwas mit mir zu tun haben könnte.

Die rund eintausendsechshundert Jahre alte Trinitätslehre führt meiner Ansicht nach einmal mehr vor Augen, dass es die Menschen sind, die Gott zu Gott machen. Sie definieren ihn so, wie sie ihn persönlich und gesellschaftlich brauchen: als Stütze, als Tröster, als Verheißung, als Sinngeber, als Rechtgeber und Rechthaber. Sie definieren ihn, weil sie Ungewissheit und Unfassbarkeit nicht aushalten – was Gott nach Meinung der Mystiker aber gerade ausmacht.

Also einigen sich die Menschen der Sicherheit und Gemeinschaft willen auf Gottes Wesen und grenzen sich damit gegenüber jenen ab, die ihn anders erleben oder verstehen. Nicht selten fühlen sie sich gegenüber Andersdenkenden und -glaubenden überlegen. Bei diesen Abgrenzungen beginnt der Streit, der Religionskrieg. Abgekürzt kann man sagen, dass Glaubenskriege mit der Definition Gottes anfangen. Deshalb bin ich Dogmen gegenüber doppelt skeptisch. Einerseits weil spirituelle Erfahrungen die menschliche Entwicklung stärker beeinflussen als Definitionen und Lehrsätze. Andererseits scheint es mir unsinnig, über etwas zu streiten, das wir nicht kennen können. Auch wenn wir uns im Namen Gottes oder Allahs gegenseitig ermorden, ändert das weder etwas an Gott oder Allah, noch überzeugen wir so andere vom Guten, das durch Spiritualität möglich wird.

Zum Glück ist die Theorie der Trinität für die meisten Christen so unverständlich, dass sie dafür niemanden umbringen würden. Aber sie grenzt Laien von Theologen ab und festigt damit Machtverhältnisse, die aus spiritueller Sicht widersinnig sind. Man kann dies beklagen. Oder man kann sich als Laiin und Laie einmischen in die Diskussion über das Wesen Gottes – sei es in der Kirche oder außerhalb. Zum Beispiel, indem man seine eigenen spirituellen Erfahrungen ebenso wichtig nimmt wie das, was ein Geistlicher sagt.

Verteidigung von Körper und Sexualität

Warum wird der Körper im Christentum nicht als Mittel zur Erkenntnis gewürdigt? Weshalb gilt er als niedrig, schwach, lasterhaft und sündig – obwohl Gott in der Bibel ein Körper zugeschrieben wird?

Bei Prophet Jeremia im Alten Testament heißt es: *Und der HERR streckte seine Hand aus und rührte meinen Mund an und sprach zu mir: Siehe, ich lege meine Worte in deinen Mund.* Auch wenn es sich dabei um eine Metapher, also um ein Sprachbild, handelt, bedeutet dies, dass die Autoren den Körper nicht als zu niedrig beurteilten, um Gott sprachlich damit in Verbindung zu bringen.

Zur Zeit der Niederschrift dieser Zeilen, 627 vor Christus, wurde Gott jedenfalls als Wesen mit Augen, Ohren, Nase, Hals, Fuß, Hand beschrieben. Erst der griechische Philosoph Platon (428–348 v. Chr.) betrachtete Gott als reinen Geist und ursprüngliches Sein. Weil dieses ursprüngliche Sein laut Platon aus unvergänglichen Ideen und Prinzipien besteht, galt ihm und seinen Nachfolgern in Philosophie und Theologie der Körper als niedrig, der Geist als das Höchste.

Ich verstehe nicht, warum Philosophen und Theologen den Körper abwerten, statt seine Eigenheit zu würdigen. Der Körper ist doch das Instrument, um Geistiges in Materielles zu verwandeln. Wie eine Trompete aus Atem einen Ton formt, verwandelt der Körper Inspiration in eine Handlung. Eine Idee veranlasst die Finger zum Beispiel zum Programmieren eines Computers oder zum Bau einer Turbine. Der Körper animiert die Menschen zur Konstruktion einer bequemen Schlafstatt oder dazu, sich fortzupflanzen, sich zu «mehren», wie es in der Bibel heißt.

Doch ausgerechnet diese elementare Lust gilt im Christentum als etwas Verwerfliches und spirituell Störendes. Beklemmend dargestellt wird dies im Film «Das weiße Band» von Michael Haneke. Darin bindet der protestantische Pfarrer seinen Sohn nachts ans Bett fest, damit dieser nicht masturbieren kann. Als im Haus Feuer ausbricht, kann sich der Sohn nicht losmachen und kommt fast um.

Noch heute ist in der römisch-katholischen Kirche Sexualität zwischen zwei Menschen bis auf den Geschlechtsakt in der Ehe zwischen Mann und Frau ein Tabu. Dieser sollte hauptsächlich der Zeugung von Nachwuchs dienen. Homosexuelle müssten demnach ganz auf diese Urkraft verzichten, um nicht zu «sündigen».

Während im Christentum körperliche Leiden unter Berufung auf Jesus positiv gewürdigt werden, sind körperliche Freuden tabu. Der römisch-katholischen Kirche ist es lieber, die Menschen sterben an Aids oder bei der Geburt, als dass Kondome benutzt werden, um trotz Krankheit Intimität leben zu können.

In der reformierten Kirche war die Haltung gegenüber Sexualität lange Zeit ebenso abwertend. In «Das weiße Band» gibt es diesbezüglich eine weitere eindrückliche Szene: Ein verwitweter Arzt befriedigt im Film, der kurz vor dem Ersten Weltkrieg spielt, seinen Trieb ohne jede Zärtlichkeit an einer Angestellten. Dabei scheint er nicht nur die Frau zu verachten, sondern auch seine eigene Lust.

Es ist noch nicht lange her, als Kirchen, Schulen und andere Institutionen lehrten, dass der Körper zugunsten der geistigen Entwicklung gezüchtigt werden muss. Nur so finde man Gnade vor Gott und gesellschaftlichen Respekt.

Grundlage für diese Haltung war unter anderem der Galaterbrief von Apostel Paulus: *Wer auf sein Fleisch sät, der wird von dem Fleisch das Verderben ernten; wer aber auf den Geist sät, der wird von dem Geist das ewige Leben ernten.*

Generationen von Frauen und Männern hatten deswegen ein belastetes Verhältnis zu ihrem Körper und zur Sexualität. Sie reagierten mit Scham und Angst auf lustvolle Empfindungen und verheimlichten sie, statt sie zu genießen. Bis heute gibt es Menschen, die sich nicht trauen, Sexualität ihren Neigungen und Phantasien entsprechend zu leben. Deren Tabuisierung und Unterdrückung durch gewisse Kirchen ist da nicht hilfreich.

In den vergangenen Jahrzehnten hat sich die Beziehung zu Gott und Körper gesellschaftlich verändert. Früher erhofften sich die Menschen ewiges Leben von Gott, heute vom Körper. Dieser ist durch gesunde Ernährung, Training und medizinischen Fortschritt bisweilen länger fit ist als der Geist. Ein schlanker, gesunder und sportlicher Körper gilt in allen Altersgruppen als Zeichen der Selbstbeherrschung und Selbstoptimierung. Nicht wenige wenden sich aus diesem Grund Yoga zu. Durch die tägliche Praxis wird der Körper gestärkt, gestrafft, beweglich und die Haltung aufrecht. Auch ich schätze das und benutze Yoga unter anderem fürs Muskeltraining, ohne das ich Rückenschmerzen hätte.

Doch ist Fitness und Schönheit der einzige Grund für eine regelmäßige Asana-Praxis, wird der ursprüngliche Sinn von Yoga, nämlich die geistige Bewusstheit und Entwicklung, pervertiert. Denn in der spirituellen Praxis ist nicht das Aussehen des Körpers wichtig, sondern seine Fähigkeit, lange im Meditationssitz zu verharren.

Trotz Vorbehalten gegenüber dem Selbstoptimierungsantrieb vieler Yogis, der dem Wunsch entspringt, einem gesellschaftlich bevorzugten Bild zu entsprechen, ist mir ihr Bezug zum Körper näher als jener der Kirche. Im Yoga gehören Körper, Sexualität und Geist zusammen. Die Kirche trennt diese wichtigen und einenden Aspekte des Menschseins. Dies widerspricht meiner Erfahrung ebenso wie medizinischen Erkenntnissen, wonach unsere Gesundheit abhängt vom Wechselspiel zwischen Körper, Geist und Gefühl.

Auch theologisch erscheint mir die Trennung von Körper und Geist zweifelhaft. In der Bibel empfängt der menschliche Geist den göttlichen Geist über die Sinnesorgane. Wie hätte Gott Adam zum Beispiel Atem einhauchen können, wäre Adam ohne Nase, Mund und Lunge gewesen? Wie hätte er dem Propheten Jeremia Worte in den Mund legen können? Der Mensch, auch der fiktive, ist ohne Fleisch kein Mensch. So besteht Jesus nach dem Verschwinden aus dem Grab zum Beispiel darauf, über die Wundmale an Händen und Füßen erkannt zu werden. Er sagt zu seinen Jüngern: *Seht meine Hände und meine Füße, ich bin's selber. Fasst mich an und seht; denn ein Geist hat nicht Fleisch und Knochen, wie ihr seht, dass ich sie habe.*

Jesus zeigt in der biblischen Geschichte also mit dem Finger auf seinen Körper, um sich zu identifizieren. Das heißt, ihm ist der Körper wichtig. Auch sonst erstaunt die Körperfeindlichkeit der Kirche, wenn man in der Bibel liest. Im Alten Testament gibt es Beschreibungen von Sinnlichkeit – etwa in den Liebesgedichten des Hoheliedes, die oft an Hochzeiten vorgetragen werden:

Lege mich wie ein Siegel auf dein Herz,
wie ein Siegel auf deinen Arm.
Denn Liebe ist stark wie der Tod
und Leidenschaft unwiderstehlich wie das Totenreich.
Ihre Glut ist feurig
und eine Flamme des HERRN,
sodass auch viele Wasser die Liebe nicht auslöschen
und Ströme sie nicht ertränken können.
Wenn einer alles Gut in seinem Hause um die Liebe geben wollte,
so könnte das alles nicht genügen.

Zum Teil legen Theologen diese und andere Passagen aus dem Hohelied so aus, dass die Erotik auf Gott gemünzt wird. In der sogenannten Brautmystik, die auf den Abt und Kreuzzugprediger Bernard von Clairvaux (1090–1153) zurückgeht, gilt Gott als Bräutigam, die Seele als Braut. So wird aus einem erotischen Gedicht ein Gebet – und kein Pfarrer, keine Nonne braucht sich zu schämen, es innig zu rezitieren ...

Viele Geistliche, insbesondere protestantische, sind zwar gegenüber Sex außerhalb der Ehe, gegenüber Homosexualität und Selbstbefriedigung offener als früher. Aber spirituell geben sie dem Körper keine Bedeutung. Bei den Reformierten ist es in Kirchen und Gottesdiensten nicht mehr Brauch, sich zu verneigen oder niederzuknien. Ein Verlust, wenn ich an das Verbeugen in buddhistischen Tempeln denke.

Weil inzwischen nicht wenige reformierte und evangelische Amtsträger das Fehlen körperhafter Rituale beklagen, nehmen sie kirchenfremde Riten – etwa aus dem Yoga oder dem Schamanismus – ins kirchliche Leben auf. Dennoch gilt der Körper nicht als möglicher Weg zur inneren Wandlung, wie das in der tantrischen Tradition von Yoga der Fall ist.

Es gibt eine einzige Ausnahme: das Abendmahl. In diesem Ritual wird der Körper gleich zweifach in den Mittelpunkt gestellt. Zum einen durch die Vorstellung der «Fleischwerdung» von Hostie oder Brot und durch die Verwandlung von Wein zu Blut. Zum anderen durch das Runterschlucken von Hostie und Wein durch die Kirchgänger. Sie verleiben sich Jesu Botschaft buchstäblich ein. In diesem Ritual bedingen sich Körper und geistige Erfahrung gegenseitig.

Dass ein körperliches Ritual ein spirituelles Bedürfnis sein kann, erlebe ich beim Verneigen im Yoga täglich. Damit bin ich nicht allein, wie die Zeilen von Etti Hillesum, der holländischen Jüdin, die während der Zeit des Nationalsozialismus unter anderem als Sozialhelferin jüdischer Mitbürger im Transitlager Westerbork tätig war, verraten. Eines Tages, aus einem inneren Impuls hinaus, begann sie, sich auf die Kokosmatte in ihrem Badezimmer zu knien und still zu beten. Am Karfreitag 1942, eineinhalb Jahre vor ihrer Deportation nach Ausschwitz, schrieb sie in ihr Tagebuch: *Manchmal, in Momenten tiefer Dankbarkeit, kommt mir ein unwiderstehliches Bedürfnis, niederzuknien, den Kopf tief nach unten gesenkt, das Gesicht in den Händen.*

Es ist schade, dass die Reformatoren diesem Bedürfnis so wenig Beachtung schenkten, denn ich bin überzeugt, dass es vielen Menschen so geht. Und es ist bedauerlich, dass der Körper in der christlichen Religion hauptsächlich mit Leid in Zusammenhang gebracht wird.

Das Leiden zu zelebrieren ist Teil vieler Kirchen. Auf den Philippinen ziehen an Ostern beispielsweise sich geißelnde Menschen durch die Straßen, um Jesus Christus nah zu sein – und Touristen ein Spektakel zu bieten. Doch auch manche Mystiker verherrlichten das Leiden. Ausgeprägt war dies in der sogenannten Leidensmystik, die vor allem unter Nonnen im Mittelalter zelebriert wurde. Um sich mit Jesu Leiden zu identifizieren und dadurch erlöst zu werden, quälten sich die Nonnen. Sie hungerten, banden sich durch die Haut bohrende Nagelkissen um den Bauch oder versagten sich Schlaf. Unter den Frauen herrschte ein regelrechter Leidenswettbewerb. Je mehr eine leiden konnte, desto näher war sie Gott, glaubten die Nonnen.

Als ich zum ersten Mal davon hörte, war ich verstört. Das Hungern und Selbstkasteien erinnerte mich an Magersucht, Bulimie und Selbstverletzungen von Frauen heute. Eine schreckliche Parallele. Oder muss man von einer Konstanten reden? Haben Frauen seit Jahrhunderten das Gefühl, leiden zu müssen, um erlöst und geliebt zu werden? Woher kommt das? Werden Frauen das je los?

Es kommt mir widersprüchlich vor, dass sich ausgerechnet Frauen kasteiten, die ihr Leben Jesus gewidmet hatten. Warum galt ihnen körperliches Leid als erstrebenswert, wo Jesus selbst es doch gefürchtet hatte? Im Markus-Evangelium heißt es: *Und (er) fing an zu zittern und zu zagen und sprach zu ihnen: Meine Seele ist betrübt bis an den Tod; bleibt hier und wachet! Und er ging ein wenig weiter, warf sich auf die Erde und betete, dass, wenn es möglich wäre, die Stunde an ihm vorüberginge, und sprach: Abba, mein Vater, alles ist dir möglich; nimm diesen Kelch von mir; doch nicht, was ich will, sondern was du willst!*

Jesus ahnte kurz vor seiner Verhaftung, dass er gefangen genommen und gefoltert wird, und er fürchtete sich davor. Auch als Heiler mochte er das Leiden nicht, sondern befreite andere von Schmerz und Krankheit. Warum also quälen sich Gläubige freiwillig mit Geißelung und Kreuzigung, statt dankbar zu sein, dies nicht wie ihr Messias erleben zu müssen?

Was für ein unbarmherziges Bild müssen sich diese Gläubigen von Gott machen! Es kommt mir vor, als trauten sie dem biblischen Schöpfer nicht zu, dass er sie aus guter Absicht mit einem Körper geschaffen hatte.

Darum wird ein Mann seinen Vater und seine Mutter verlassen und seiner Frau anhangen, und sie werden sein ein Fleisch. Und sie waren beide nackt, der Mensch und seine Frau, und schämten sich nicht.

In der Schöpfungsgeschichte formt Gott die Menschen genau so, wie es ihm gefällt. Er erschafft sie als Mann und Frau und will, dass sich der Mann zur Frau hingezogen fühlt. Davon, dass sie sich zum Mann hingezogen fühlt, ist nicht die Rede. Dies ist aufgrund des Alters der Bibel nicht erstaunlich. Die Schriften darin sind zwischen 2500 und 1900 Jahre alt und entstanden in patriarchalen Gesellschaften. Frauen waren an der Niederschrift nicht beteiligt, obwohl es um Jesus herum gebildete Frauen gab. Jesus schätzte sie und hatte einige zu seinen Vertrauten gemacht. Laut Evangelien waren sie die ersten Auferstehungszeugen. Seine Gefolgschaft, die frühchristlichen Gemeinschaften, waren Frauen gegenüber jedoch konservativ eingestellt. Die weibliche Sicht auf den Körper, überhaupt weibliche Theologie wurde deshalb kaum überliefert.

Das blieb Jahrhunderte so. Dass Frauen Sex genießen, ist bis heute ein Stück weit ein Tabu. In gewissen Kreisen und Ländern mehr als in anderen. Zum Teil werden dafür religiöse Gründe genannt.

Mit meinem Verständnis von Transzendenz, Gott, Einheit oder wie man das Unbeschreibbare nennen möchte, ist dies nicht vereinbar. Mann und Frau werden mit der Fähigkeit geboren, Lust zu empfinden – und zwar schon als Säuglinge. Warum sollten sie nicht Gefallen finden daran?

Seelenfrieden

Ist Seelenfrieden ein Zustand, den man irgendwann für immer erreicht? Früher stellte ich mir das so vor, wenn ich über Erlösung oder Erleuchtung las. Heute denke ich aufgrund eigener Erfahrung und Lektüre, dass es sich um Momente handelt. Sie können sich ausdehnen, sich wiederholen, zur Lebenshaltung werden. Um diese Haltung muss man sich jedoch immer wieder bemühen. Der Seelenfrieden will gepflegt sein. Dann trägt er einen durch Trauer, Angst, Verlust, Liebe und Glück.

Wie man Heilsames von Unheilvollem unterscheiden kann

Wie gehen wir um mit Verunsicherung
und Freude über spirituelle Erfahrungen?
Was bedeuten sie in einem bestimmten Moment?
Wie merken wir, dass wir auf einem
heilsamen Weg sind?

Bis ich mich mit Spiritualität befasst habe, wusste ich nicht, was damit gemeint war. Und bis ich darüber zu sprechen begann, wie ich sie erlebe, dauerte es noch einmal etliche Jahre. Ich fühlte mich zu unsicher, um sie in Worte zu fassen. Da waren viele Fragen: Meditiere ich richtig? Nehme ich wahr, was man wahrnehmen soll? Was muss ich können, was erreichen? Zum Glück hatte ich einen sehr guten Yogalehrer, der immer wieder betonte, dass jede Wahrnehmung richtig ist und es kein falsches Erleben gibt. Er warnte auch vor Erwartungen – die ich natürlich trotzdem hatte. Es war nichts Großartiges wie Erleuchtung, das ich erwartete, sondern Ruhe und Verbundenheit. Das war es, was ich schon sehr früh wahrnahm beim Meditieren, was sich aber nicht immer einstellte.

Stärker als die konkreten Erwartungen war meine Hoffnung zu erleben, was mir vom ersten Wochenendkurs in Erinnerung geblieben war: dass sich der Nebel um mein Ich lichtet. Einmal traute ich mich in einer Gruppendiskussion, den Lehrer zu fragen, wie lange es dauert, bis man sich findet. Ich fühlte mich verletzlich dabei, denn meine Sehnsucht danach, mich zu kennen, offenbarte Unsicherheit. Unsicher zu sein ist jedoch etwas, das gesellschaftlich nicht gut ankommt. Auf dem Arbeitsmarkt wie bei der Partnersuche sind die im Vorteil, die selbstsicher auftreten.

Der Reaktion meines Lehrers und der anderen Yogis entnahm ich, dass meine Frage normal war. Was geschehen müsse, geschehe, sagte der Lehrer, darum bräuchte ich mich nicht zu kümmern. Achtsame Yogapraxis und Meditation führten durch die Sensibilisierung für die Abläufe in Körper und Geist auf jeden Fall zu einem stärkeren Selbstbewusstsein. Jedes einzelne Üben sei deshalb wertvoll, ich solle mich nicht unter Druck setzen. Das Gespräch lehrte mich, dass es sich lohnt, zu Unsicherheit und Verletzlichkeit zu stehen, denn dabei realisiert man, dass es anderen gleich geht. Dadurch wird man sich und den anderen gegenüber großzügiger.

Ich empfinde es noch immer als etwas Persönliches, ja, Intimes, über Spiritualität zu sprechen. Beim Schreiben dieses Buches fragte ich mich denn auch immer wieder, wie weit ich gehen soll beim Offenbaren von Persönlichem und vor allem, warum ich das tue.

Ich gehe nicht davon aus, dass ich und mein spirituelles Erleben von öffentlichem Interesse sind. Und es gibt kompetentere Auskunftspersonen für Mystik in den Weltreligionen – etwa den Autor, Philosophen und Religionswissenschaftler Eckard Wolz-Gottwald in Münster. Aber als Schriftstellerin habe ich die Fähigkeit, in aller Freiheit über Erfahrenes und Gelesenes zu schreiben. Ich bin keiner Institution und keinem Lehrstuhl verpflichtet und kann mit der Kritik leben, die Kirchenleute immer anbringen, wenn Leute Teile verschiedener Religionen zusammenbringen: Das sei beliebig und esoterisch. Ich sage: Und wennschon. Das ist meine Art, Spiritualität zu leben und darüber nachzudenken. Ohne diesen Zugang könnte ich meiner Religionszugehörigkeit nichts abgewinnen.

Als Schriftstellerin bin ich es zudem gewohnt, sprachliche Konventionen zu hinterfragen und so zu schreiben, dass es Menschen auf eine andere Weise anspricht als Ratgeberliteratur, Predigten oder wissenschaftliche Texte. Ich hoffe jedenfalls, dass Sie, liebe Leserin, lieber Leser, dies so empfinden.

Mir ist es ein Anliegen, anderen Menschen zu zeigen, dass sie den Seelenfrieden als Potenzial in sich tragen und es nicht viel braucht, um zur Ruhe zu kommen. Gerade weil ich nicht wichtiger und besser bin als andere, kann ich Leserinnen und Leser ermutigen, ihren inneren Schatz zu heben und dabei in erster Linie sich selbst ernst zu nehmen. Es freut mich, wenn ich Anregungen geben oder die eine oder andere Frage beantworten kann, doch Spiritualität ist wie die Erfahrung von Sexualität etwas, das jeder für sich selbst entdecken kann und soll. Es gibt keine Regeln dafür, kein Richtig oder Falsch, sondern nur im Augenblick Stimmiges und Unstimmiges. Johannes Tauler drückte das so aus: *Bleibt bei euch selbst, und wendet euch nicht jenen zu, die mit großen Worten fechten.* In der «Wolke des Nichtwissens» des anonymen englischen Mystikers heißt es: *Sollen die Leute sagen, was sie wollen, halte du dich an das Zeugnis deiner eigenen Erfahrung.*

Meine Beschreibungen und Überlegungen können also nur Beispiel sein für das Sammeln von Erfahrungen und das Nachdenken über Spiritualität. Das Nachdenken kann innerhalb verschiedener Konzepte geschehen: in Gedichten von Rainer Maria Rilke oder Romanen von Martin Walser, in Gemälden von Mark Rothko oder Gen Atem, in Installationen von Joseph

Beuys, in der Mystik von Christentum, Buddhismus, Islam, Judentum, Hinduismus, Daoismus oder anderen religiösen Strömungen. In allen mystischen und künstlerischen Ausdrucksformen sind Erfahrungen und Gedanken versammelt, in denen sich Leserinnen und Betrachter spiegeln können. Sie dienen einerseits der Orientierung und andererseits dem Hinterfragen von vermeintlich Gesichertem.

Spiritualität ist nichts Exklusives für Auserwählte, sondern etwas über Religionsgrenzen Verbindendes, das allen zugänglich ist. Meister Eckhart sagte, Gottes Liebe müsse nicht erbeten werden, sie sei immer da, weil Gott nicht anders könne, als Liebe zu geben. Nimmt man diese Aussage ernst, bedeutet sie, dass diese Liebe allen Menschen zugänglich ist, und zwar unabhängig davon, ob dieser Gott «Gott» oder «Allah» genannt wird, und unabhängig von Leistung und Glaube. Es geht darum, Liebe und Licht zu empfangen und aus Liebe heraus zu handeln.

Dies ist nicht so einfach, wie es klingt. Setzt man sich mit der eigenen Spiritualität auseinander, stellen sich immer wieder Fragen. Zum Beispiel, wie man weiß, ob man auf einem heilsamen Weg ist, oder wie man die Bedeutung eines bestimmten Erlebnisses enträtselt. Eigentlich würde es genügen, mit den Fragen zu sein und in die Antworten hineinzuleben, wie Rilke schrieb. Doch auch das ist nicht einfach. Manchmal fühlt man sich zu Antworten gedrängt. Dann ist es wichtig, sich nicht alleine damit auseinanderzusetzen, wie ich aus eigener Erfahrung weiß. Ich hatte mich in der Interpretation eines spirituellen Erlebnisses einmal so verrannt, dass ich mir ernsthaft schadete.

Ich war damals in einen Mann verliebt, der seine Frau wegen mir verlassen wollte. Eines Tages, in einer Liebesnacht, befanden wir uns zeitgleich in jener Dimension, die ich vom

Meditieren her kannte. «Wo sind wir?», fragten wir wie aus einem Mund. Wir gingen davon aus, dass dieses Erlebnis für uns als Paar von Bedeutung war. Doch der Mann war hin- und hergerissen zwischen seiner Frau und mir. Wegen des gemeinsamen spirituellen Erlebnisses ließ ich sein Hin und Her viel zu lange zu. Ich hatte die fixe Idee, dies durchstehen zu müssen, und glaubte, am Ende werde alles gut. Dabei wurde ich schwächer und schwächer, bis ich es schließlich mit letzter Kraft schaffte, mich aus der destruktiven Beziehung zu lösen. Heute denke ich: Hätte ich früher mit jemandem über meine fixe Idee gesprochen, ich hätte mir viel Schmerz erspart.

Ich vertraute mich erst später, im Rahmen des Studiums, einer spirituellen Begleiterin an. Sie erklärte mir, dass die Auswirkung von spirituellem Erleben nie destruktiv ist. Ignatius von Loyola, baskischer Jesuitenpriester und Mystiker im 16. Jahrhundert, riet zur «Unterscheidung der Geister». Dabei geht es um die sorgfältige Unterscheidung der inneren Stimmen. Als Wegweiser dient die Frage, ob etwas der Liebe zu sich selbst und zu Gott dient und ob es zum Dienst an den Menschen führt. Ich hätte die Fragen spätestens nach dem dritten Hin und Her des Mannes mit «Nein» beantwortet.

Aus dieser Erfahrung heraus plädiere ich für den Austausch über spirituelle Erfahrungen im geschützten Rahmen. Es kann sich um die Begleitung durch eine Einzelperson handeln oder um kleine Gruppen von Menschen, die sich gegenseitig helfen, ihre Erfahrungen zu reflektieren. Deuten sollte man diese eigentlich nicht, sondern sie einfach zur Kenntnis nehmen und mit der Zeit wahrnehmen, was sich verändert. Da wir jedoch zur Interpretation neigen, ist es sinnvoll, sich dessen bewusst zu werden und sich gegenseitig im Unterscheiden der inneren Stimmen zu unterstützen.

Der Austausch mit Vertrauten kann auch verhindern, dass spirituelle Entwicklung zu dumpfer Selbstbestätigung und Bequemlichkeit führt. Echtes Wachstum verlangt danach, sich auch unbequemen Erkenntnissen zu stellen und eingefahrene Denk- und Verhaltensmuster zu verlassen. Ich denke zum Beispiel an Diätgewohnheiten, die mit Yoga begründet werden, aber einer Essstörung gleichkommen oder an Harmoniesucht im Namen von Spiritualität. Ich begegne im Alltag immer wieder Meditierenden, die darum bemüht sind, jedes Ereignis positiv zu deuten und jeden Widerspruch zu glätten. Doch das ist meiner Meinung nicht gemeint mit Nächstenliebe oder Mitgefühl. Dabei geht es vielmehr um das Akzeptieren von Differenzen. Das kann eine Vertiefung einer Beziehung bedeuten, aber auch zur Folge haben, dass man sie verändert.

Weil man durch Meditation Unstimmigkeiten besser und länger aushält, kann unter Vertrauten darauf geachtet werden, dass das Innehalten nicht dazu verleitet, in einer unguten Situation oder Haltung zu verharren. Auch die innere Ausrichtung kann man gemeinsam reflektieren. Oft ist dies einfacher mit einem Gesprächspartner als alleine. Leidet beispielsweise jemand unter der Situation am Arbeitsplatz, ohne dass er sofort kündigen kann, ist es sinnvoller, mit einem Vertrauten nach Möglichkeiten zu suchen, sich mit der Situation zu arrangieren, als sich als Opfer zu betrachten oder als Rächerin aufzutreten.

Wichtig ist, dass der Austausch über Spiritualität nicht zu einer Art Wettbewerb verkommt. Da jeder seinen eigenen Weg durch das Nichtwissen finden muss, kann es nicht darum gehen, wer wie weit ist und wer das Verrückteste erlebt hat. Der Maßstab ist jeder Einzelne für sich. Sonst entsteht durch Gruppendruck ein vermeintliches Idealbild – also genau das, wovon sich spirituelle Menschen lösen möchten. Eine Gesprächsgruppe sollte sich an den wegweisenden Fragen von Ignatius von Loyola orientieren: ob das Gespräch der Liebe zu sich selbst, der Spiritualität und der Gesellschaft dient.

Besondere Verantwortung tragen Einzelpersonen, etwa Yogalehrer, Seelsorger, Meditationsleiterinnen und Pfarrerinnen, die spirituelle Begleitung anbieten. Sie müssen unbedingt vermeiden, anderen ihre Sicht der Dinge vorzusetzen. Vielmehr geht es darum, den Gesprächsraum zu öffnen für alles Mögliche. Der zu Begleitende bestimmt Thema und Gesprächsverlauf. Was darin möglich ist, was zur Sprache kommt und was im Schweigen Platz einnimmt, entscheidet intuitiv die zu begleitende Person – und nicht der Begleiter.

Ich habe als Begleiterin erlebt, dass mein Gegenüber seine eigenen Fragen alleine durch meine Präsenz und wenige, nicht wertende Äußerungen beantworten konnte. Ich musste das Gespräch nicht lenken und nicht bohren, sondern in erster Linie aufmerksam zuhören und offen sein für das, was der anderen Person wichtig schien.

Besonders heilsam ist es, gemeinsam zu schweigen. Die Stille rund um eine Frage, ein Mantra oder um eine Empfindung ermöglicht es, dass sich Einsichten, Erkenntnisse und Antworten alleine durch gemeinsame Konzentration auf den Moment offenbaren. Durchs Schweigen kann der Fragende plötzlich auf etwas Wichtiges stoßen, ohne dass der Begleiter eingreift. Denn das Heilende und Klärende geschieht im Zwischenraum zweier oder mehrerer Personen. Dieses Bewusstsein ist wichtig, damit kein Abhängigkeitsverhältnis zwischen Begleiterin und Begleiteter entsteht, wie das bei Gurus ab und zu vorkommt. Ein guter Lehrer tut alles für die Selbständigkeit der Schüler und nichts, was Abhängigkeiten schafft. Niemals spielt er sich als Heiler auf.

Auch Missionieren ist nicht hilfreich, obwohl das meist mit besten Absichten getan wird. Menschen, die Spiritualität für sich entdeckt haben, sind nicht selten so berührt von deren heilender Kraft, dass sie andere an dieser Entdeckung teilhaben lassen wollen. Deshalb sind Soziale Medien, Internet, Bücher und Kurse voller Ratschläge, Ermahnungen und Glücksbotschaften. Das kann andere anregen, sich mit dem Thema zu beschäftigen, aber es kann auch unter Druck setzen oder Erwartungen wecken. Doch Spiritualität kann keine Erwartungen erfüllen, sie ist eine Entdeckungsreise. Jeder nimmt die Schönheiten am Wegrand seiner Route auf seine Weise und in seinem Tempo wahr. Begegnet man anderen auf dieser Reise, kann man sich darüber unterhalten, was man gesehen, gehört und gerochen hat und sich dabei das Erlebte noch einmal vor Augen führen. Gehen und sehen muss aber jeder selbst.

Spiritualität im Alltag

Im Gegensatz zu den meisten Mystikerinnen und Mystikern der Vergangenheit führen spirituelle Menschen heute in der Regel ein weltliches Leben mit Beruf, sinnlichen Genüssen und Familie. Sich ganz auf die spirituelle Praxis zu konzentrieren ist ihnen höchstens in Auszeiten möglich. Das heißt, sie kommen nicht darum herum, Spiritualität, Beruf und Familie gleichzeitig zu pflegen und sich mit Ablenkungen, Sorgen und Verlockungen herumzuschlagen, welchen sich Mönche und Nonnen entziehen können. Für die Mehrheit gibt es keinen Schutz durch Klostermauern, keine allgemeinen Zeiten der Stille und keine Versorgungssicherheit. Einkehr, Selbstbeobachtung und Achtsamkeit müssen im Alltag gepflegt werden.

Das ist nicht einfach. Im Gedränge des öffentlichen Verkehrs, in der Hektik des Arbeitsplatzes und im konstanten Informationsstrom verliert man sich schnell. Man reagiert instinktiv statt bewusst, verliert die Geduld und die Distanz zu sich. Ohne es zu wollen, wiederholt man im Stress Verhaltensmuster, die einem nicht guttun und die man hinter sich glaubte.

Zudem stehen spirituelle Werte wie etwa Mitgefühl oder Gelassenheit nicht selten im Widerspruch zu jenen der wettbewerbsorientierten Wirtschaft, in der Rücksichtslosigkeit belohnt wird und Fairness bei der Gewinnmaximierung als hinderlich gilt. Wer eine offene, nicht drängende Haltung einnimmt, kommt in Konflikt mit dem Leistungs- und Aktionsbefehl der Geschäftswelt. Wer durchlässig ist, erlebt Schutzlosigkeit. Dies kann dazu führen, dass man sich nach spiritueller Praxis bisweilen stärker überfordert fühlt als ohne, weil man sich bewusst wird, wo man drinsteckt, was man tut und was einem geschieht.

Für mich war das lange ein Problem. Ich nehme sehr vieles wahr, sogar aus elektronischen Nachrichten kann ich Zwischentöne herauslesen. Wie soll und kann man mit dieser Feinfühligkeit umgehen? Wie kann man zugänglich sein und doch nicht alles in sein Innerstes vordringen lassen?

Einerseits indem man die Wahrnehmungen nicht persönlich nimmt, sondern einfach sein lässt. Andererseits indem man für sich einsteht. Dies bedingt eine klare Kommunikation. Eine gewaltfreie und dennoch bestimmte Ausdrucksweise haben mich über die Jahre gelehrt, in der Arbeitswelt und im Privatleben bei aller Offenheit und Empfänglichkeit Grenzen zu ziehen. Ich versuche immer, freundlich zu sein. Meist führt dieses Haltung dazu, dass mir die Leute ebenfalls freundlich begegnen. Werde ich dennoch angegriffen, fühle ich mich hilflos. Es kommt mir dann vor, als wäre ich Teil eines Spiels, das ich nicht beherrsche. Dann hilft mir einzig, mich aus der Schusslinie zu nehmen und darauf zu achten, nicht blindlings zu reagieren. Denn verbal die Klingen zu kreuzen, wozu ich durchaus fähig bin, möchte ich nicht. Das verletzt nicht nur den anderen, sondern auch mich. Und es lässt eine Situation eskalieren. Sich dennoch nicht alles gefallen zu lassen, ist eine Herausforderung.

Ein Beispiel: Vor kurzem teilte mir ein Auftraggeber mit, meine Rechnung für PR-Texte sei ihm zu hoch. Er bestritt weder unsere Abmachung über das Honorar noch die Qualität des Arbeitsresultats. Ihm war einfach der Betrag zu hoch.

Deshalb reduzierte er ihn eigenmächtig um fast die Hälfte. Ich war wütend, weil ich das Geld brauchte, und fassungslos über das selbstherrliche und unfaire Gebaren des Mannes. Ich überlegte, ob ich sein Verhalten auf Facebook bekannt machen sollte, denn er ist eine Branchenberühmtheit. Aus ethischen und rechtlichen Überlegungen heraus tat ich es nicht, wehrte mich aber in höflicher Dezidiertheit mündlich und schriftlich. Dies bewahrte mich davor, in Ohnmachtsgefühlen zu erstarren. Dass ich schließlich den Rechtsweg beschreiten musste, um zu meinem Honorar zu kommen, kann ich aber weder begreifen noch gutheißen.

Trotz negativen Erfahrungen überwiegen meiner Meinung nach die Vorteile von Achtsamkeit mit sich und den Mitmenschen gegenüber ihren Nachteilen. Indem man mehr bei sich ist, handelt man den eigenen Interessen nicht zuwider, und man spürt, wie es um Mitarbeitende und Familienmitglieder bestellt ist. So gestalten sich die Zusammenarbeit und das Zusammenleben aufrichtiger und harmonischer. Zudem erkennt man dank Achtsamkeit die vielen Momente im Alltag, die bereichern, berühren, belustigen. Und man ist weniger damit beschäftigt, sich Sorgen zu machen und über Vergangenes zu grübeln.

Die Gleichzeitigkeit von Alltag und Spiritualität birgt nicht nur Positives für das Alltagsleben, sondern auch für die Spiritualität: Man kann sie dort pflegen, wo sie sich bewähren muss. Auf der Yogamatte oder während eines Klosteraufenthaltes ist es vergleichsweise einfach, bei sich zu sein. Doch Widerstände in Form von Zerstreuung, Auseinandersetzungen mit Boss oder Kindern sowie Staus im Straßenverkehr sind Prüfsteine und Gelegenheit zugleich, um Gleichmut und Nächstenliebe einzuüben. Gelingt es unter diesen Umständen, gelassen und mitfühlend zu sein, kommt dies einer

Ernte der spirituellen Praxis gleich. Gelingt es nicht, ist man um eine Erfahrung reicher und bekommt genügend weitere Möglichkeiten zum Üben. Der Alltag ist ideales Übungsfeld. Wer mit dieser Haltung lebt, hat mehr Distanz zu Geschehnissen und ist weniger frustriert, wenn etwas nicht gelingt. Üben bedeutet ja nicht Können, sondern Dranbleiben.

Menschen, die es schaffen, der beruflichen, sinnesfreudigen, familiären und gesellschaftlichen Realität gelassen, offen und zugewandt zu begegnen, verbessern nicht nur ihre eigene Lebensqualität, sondern auch jene ihres Umfelds. Ihr Seelenfrieden, ihr Licht und ihre Liebe kommen in Form von Freundlichkeit, Fokussierung, Einfühlungsvermögen und Dankbarkeit der Gesellschaft zugute.

Dieses Weitergeben ist für mich persönlich neben meinem eigenen Wohlbefinden Motivation für meine spirituelle Praxis. Denn ich bin überzeugt: Durch furchtlose Offenheit, Anteilnahme und Mitgefühl kann in nahen wie in weltweiten Beziehungen mehr erreicht werden als durch das Streiten über den richtigen Gott und Abgrenzungen im Namen von Religion. Spiritualität bewirkt im Alltag weit mehr als das gehorsame Nachbeten von Glaubensbekenntnissen und Befolgen von Essens- oder Kleidervorschriften.

Wie steht es um meinen Seelenfrieden?

Wo stehe ich nun, nach unzähligen Stunden
auf der Yogamatte und im Meditationssitz,
nach dem Diplom in Spiritualität und nach eineinhalb
Jahren des Schreibens an diesem Buch?
Habe ich Seelenfrieden gefunden?
Bin ich gar gläubig geworden?

Nicht selten habe ich den Eindruck, dass die Feststellung «zu glauben» mit Erwartung und Verheißung verbunden ist. Wer sich als gläubig bezeichnet, gibt zu verstehen, dass er Zugang hat zu Gott und dass er oder sie glaubt, dafür belohnt zu werden. Oder missverstehe ich das? Ich erwarte jedenfalls nichts von Spiritualität und betrachte sie nicht als etwas, das mich heraushebt aus der Masse. Ich stelle einfach fest, dass sie Teil meines Lebens ist.

Deshalb ist für mich die Frage nach meiner Gläubigkeit obsolet. Eine Antwort darauf würde etwas definieren, das sich nicht definieren lässt, nämlich woran ich glaube. Deshalb bin ich in meiner Diplomarbeit unter dem Titel «Bin ich gläubig?» zum Schluss gekommen, dass ich im kirchlichen Sinn nicht gläubig bin. Ich begründete dies anhand des Apostolikums (siehe Kapitel «Kann ich glauben?»), zu dem ich mich auch nach der eingehenden Beschäftigung mit dem Christentum nicht bekennen kann. Die jungfräuliche Empfängnis von Maria, die leibliche Auferstehung Christi, Jesus als Richter und die Allmacht Gottes sind für mich keine Glaubensinhalte. Ohne es zu beabsichtigen, provozierte ich mit der Arbeit die kirchliche und universitäre Studienleitung. Die beiden Leiter griffen mich fachlich und persönlich an und schrieben mir im Diplomkolloquium vor, wie ich die Diplomarbeit zu ergänzen hatte, um meine Aussage zu relativieren. Als ich darauf den Text erweiterte, indem ich meine ablehnende Haltung gegenüber dem Glaubensbekenntnis kirchenhistorisch abstützte und aufzeigte, dass ich mich mit meinen Vorbehalten in der Tradition eines innerkirchlichen Disputs vom Ende des 19. Jahrhunderts bewege, akzeptierten sie die Diplomarbeit schließlich.

Mich irritierte die Reaktion der beiden Studienleiter, die ich bis dahin als offen erlebt hatte. Ich war davon ausgegangen, mit meiner kritischen Haltung gegenüber Kirche und Dogmen akzeptiert zu sein im Studium und war enttäuscht, dass ich es doch nicht war. Offensichtlich mutete ich ihnen, beides gläubige Theologen, mit meiner Feststellung, nicht gläubig zu sein, zu viel zu. Anlässlich der Diplomfeier sagte ein Studienkollege und Pfarrer freundschaftlich zu mir: «Maja, du bist einfach zu ehrlich.»

Ich finde, beim Thema Spiritualität kann man nie genug versuchen, aufrichtig zu sein, denn Aufrichtigkeit ist die Basis von spiritueller Entwicklung. Erfahrungen sind subjektiv, veränderlich und zeitlich befristet. Auf der rationalen Ebene gibt es für sie nur sprachliche Annäherungen, Interpretationsversuche und konzeptionelle Konstrukte, die nie alles erfassen und umfassen können. Deshalb sollten spirituelle Erfahrungen und Errungenschaften wie Selbsterkenntnis, Bewusstsein, Mitgefühl, innere Freiheit und innerer Frieden auch in der intellektuellen und wissenschaftlichen Auseinandersetzung subjektiv beschrieben werden dürfen. Ferner sollte das Zweifeln und Nichtwissen an theologischen Fakultäten als Teil eines Bewusstseinsprozesses betrachtet und nicht als Manko bewertet oder weginterpretiert werden.

Ich habe nicht den Anspruch, recht zu haben in Glaubensfragen. Ich weiß, dass ich nur für mich schreiben und reden kann. Aber ich bestehe darauf, dies tun zu dürfen. *Ich* war nicht gläubig, als ich spirituelle Erfahrungen machte. Deshalb scheint *mir* Glaube auf der Suche nach dem Seelenfrieden nicht entscheidend zu sein. Aber ich kann mich täuschen.

Zu glauben heißt laut Wörterbuch anzunehmen, überzeugt zu sein, zu meinen, sich verlassen auf. Auf Gott gemünzt könnte man sagen, Glauben bedeutet, Gott an sich zu nehmen beziehungsweise ihn an sich heranzulassen. Oder: sich zu verlassen, um zu ihm zu kommen. In Bezug auf Spiritualität bedeutet Glauben eher Vertrauen. Vertrauen darauf, dass man sich entwickeln kann. Vertrauen darauf, dass man den Seelenfrieden in sich trägt. Vertrauen in innere Prozesse, die man nicht steuern kann.

Glauben ist ein aktives Wort. Es bedeutet, etwas zu tun. Doch in der Mystik ist Lassen wichtiger als Tun. *Umso viel mehr bringt dieses Nichtwollen (...),* schrieb zum Beispiel die französischsprachige Mystikerin Margareta Porete (1250/60–1310) im Buch «Der Spiegel der einfachen Seelen». In heutiger Sprache könnte man sagen: Das Nichtwollen lässt das geschehen, was für unsere Entwicklung wichtig ist.

Meister Eckharts *Und wo du dich findest, da lass dich* ist mir deshalb zum Mantra geworden. Wer sich lässt, ist frei vom Wollen, frei vom Stress des Erreichens. Wer sich sein lässt, verlässt sich. Teresa von Avila betrachtete das Sein-Lassen als Basis für das Wirken Gottes. Der indische Gelehrte Patanjali schrieb, das *pure Sein* führe zum *sehenden Selbst.*

Dennoch ist Wollen nichts Schlechtes, denn es verhilft

uns zu Konzentration, Disziplin und Fokussierung. Doch der Wille, das Glauben, kann verhindern, dass wir etwas erfahren, was wir nicht anstreben. Oft sind wir nicht offen für das, was geschieht, sondern gehen von etwas Bestimmtem aus. Sein ist jedoch etwas Unbestimmtes und Unvorhersehbares. Es schließt alles Mögliche ein: Müdigkeit, Schwäche, Wünsche, Ideen, Ruhe, Zufriedenheit, Angst, Erregung. Alles kann sein, und alles darf sein. *Wo du dich findest, da lass dich.*

Wer sich sein lässt, ist empfänglich für alles. Wer an etwas glaubt, erwartet dieses etwas. Sei es Licht, innerer Friede oder Gott. Gläubige wollen jenem Gott begegnen, den sie aus biblischen, priesterlichen oder sonstigen Schilderungen kennen. Doch damit verfehlen sie womöglich, wonach sie suchen. Der heilige Augustinus (354–430 n. Chr.) hatte gesagt: *Wenn du es verstehst, ist es nicht Gott.* Er empfahl: *Kehre in dich selbst zurück! Im Innern des Menschen wohnt die Wahrheit.*

Im Inneren des Menschen, im empfänglichen Sein befindet sich ein Gespür für die eigene Lebenswahrheit, ein Gespür für Freiheit und ein Gefühl der Geborgenheit und der Liebe. Wenn das Gott ist, dann bin ich gläubig, denn ich erlebe das so.

Ist meine Suche nach dem Seelenfrieden damit beendet?

Vermutlich. Nicht weil ich dauerhaft zufrieden bin und nicht weil ich etwas Bestimmtes gefunden habe. Ich habe aufgehört zu suchen, weil ich nicht glaube, etwas Dauerhaftes finden zu können. Nichts ist von Dauer. Deshalb suche ich nicht mehr nach dem Seelenfrieden, sondern akzeptiere, dass er mir nicht immer zugänglich ist. Immerhin erlebe ich ihn immer öfter. Ich schaffe es, immer wieder in Gleichmut zu kommen. Dafür bin ich sehr dankbar.

Eine besonders intensive und schwierige spirituelle Übung waren für mich die letzten Monate des Schreibens am vorliegenden Buch. Sobald ich an die Zukunft dachte, verfiel ich in Panik. Sobald ich an die Vergangenheit dachte, kam ich ins Grübeln. Nur im Augenblick des Seins ging es mir meist gut. Ich schrieb, ich unterrichtete, ich traf Freunde, begegnete alten Bekannten, praktizierte Yoga. Ich lebte. Ich war oft fröhlich, und wenn nicht, dann sehr bei mir. Ich spürte, dass ich auch mit Angst oder Trauer stabiler war als Monate und Jahre zuvor, obwohl sich meine Lebenssituation aus finanziellen Gründen schwieriger gestaltete. Eines Tages realisierte ich sogar, dass ich nicht mehr meinte, alles unter Kontrolle haben zu müssen. Ich vertraute Beziehungen, Prozessen und meinen Fähigkeiten. Das war eine Befreiung, eine Gnade, wie Christen sagen.

Natürlich meditiere ich weiterhin, betreibe ich weiter Yoga. Sollte ich mich wieder theoretisch mit Spiritualität befassen wollen, werden mir eher buddhistische Schriften Wegweiser sein als christliche. Sie beschreiben sehr viel genauer, wie sich Bewusstsein, Gefühl und Geist verhalten, als die christlichen Texte. Sie berichten mehr über das Menschsein als über Gott. Das entspricht mir.

Dennoch war für mich die Beschäftigung mit dem Christentum eine Bereicherung. Es stimmt mich versöhnlich, dass es in dieser Glaubensrichtung Mystik und damit Parallelen zu mystischen Traditionen anderer Religionen gibt. Es stimmt mich zuversichtlich, dass Meditation über Religionsgrenzen hinaus gepflegt wird. Für mich ist klar: Schweigen und Lauschen sind verbindende Kräfte, gemeinsame Sprache diesseits und jenseits aller Dimensionen, Traditionen und Grenzen. In der Stille hören wir nicht nur uns selbst, sondern auch die Mitmenschen. Das ist für jeden Einzelnen und für uns als Gesellschaft wichtig. Damit wünsche ich allen, wirklich allen, Seelenfrieden und verneige mich.

Literaturverzeichnis

Anonymer Autor, «Die Wolke des Nichtwissens», übertragen und eingeleitet von Wolfgang Riehle, Johannes Verlag Einsiedeln, 9. Auflage, 2011

Fred von Allmen: Cittanupassana – Geist und Herz betrachten, 2001–2020, Creative Commons Lizenz

Teresa von Avila, «Die innere Burg», Diogenes Verlag, 1979, übersetzt von Fritz Vogelsang

Pierre Bühler, «Leibliches Beten bei Etty Hillesum», Hermeneutische Blätter 2, 2014, Universität Zürich

Dhammapadam «Der Wahrheitspfad», Serie Piper, 4. Auflage, 1984

Karlfried Graf Drückheim, «Der Alltag als Übung», 11. Auflage, Verlag Hans Huber, 2012

Meister Eckhart, Deutsche Predigten, Manesse Bibliothek der Weltliteratur, 2000

Skript von Anemone Eglin mit Zitaten aus «Mein Herz war wach», Hrsg. Elisabeth Hense, Vier-Türme-Verlag, Münsterschwarzbach 1996

Skript Anemone Eglin mit Auszügen aus Johannes Tauler, Predigten, übertragen und herausgegeben von G. Hofmann, 2 Bde., Einsiedeln 1979

Alois M. Haas / Thomas Binotto, «Meister Eckhart. Der Gottsucher», Kreuz Verlag, 2013

Wilfried Härle, «Dogmatik», De Gruyter Verlag, 4. Auflage, 2012

Willigis Jäger, «Die Welle ist das Meer», Herder Verlag, 25. Auflage, 2012

Irmgard Kampmann, «Meister Eckhart Brevier. Worte für jeden Tag», Kösel Verlag, München 2010

Kirchenordnung Reformierte Kirche Kanton Zürich

Kim Knott, «Der Hinduismus», Reclam Sachbuch 2, Auflage, 1998

Melanie Köhlmoos, «Altes Testament», A. Francke Verlag, 2011

Matthias Krieg / Hans Jürgen Luibl (Hrsg.), «In Freiheit sein Gesicht zeigen», 2. Band, Pano Verlag 1999

Volker Leppin, «Die fremde Reformation – Luthers mystische Wurzeln», C. H. Beck Verlag, 2016

Jürgen Linnewedel, «Mystik, Meditation, Yoga, Zen», Quell Verlag Stuttgart, 2. Auflage, 1977

K.-W. Niebuhr (Hrsg.), «Grundinformation Neues Testament», Vandenhoeck & Ruprecht Verlag, 2011

Friedrich Nietzsche, «Kritische Gesamtausgabe», hrsg. von Giorgio Colli, Verlag De Gruyter, 1968

Patanjali, «Das Yoga Sutra», Theseus Verlag, 2006, Übersetzung R. Sriram

Simon Peng-Keller, «Kontemplation», Kreuz Verlag, 2012

Margarete Porete, «Der Spiegel der einfachen Seelen», Mystik der Freiheit, Herausgegeben von Louise Gnädinger, Kevelaer 2010, Leichte sprachliche Korrektur nach der altfranzösischen-lateinischen Quelle durch Dr. Irmgard Kampmann

Marshall B. Rosenberg, «Gewaltfreie Kommunikation», Junfermann Verlag, 2016

Wolf Singer, Matthieu Ricard, «Hirnforschung und Meditation. Ein Dialog», edition unseld 4, Suhrkamp Verlag, 2008

Rainer Maria Rilke, «Briefe an einen jungen Dichter», Diogenes Verlag, 2006

Urs Z. Rüegg, «Schweigeseminare im Solothurner Jura» Atem- und Körpertherapie, aktive und rezeptive Musiktherapie, Meditation, Wandern, Kochen, 2017, in Vorbereitung

Urs Z. Rüegg, «Heilung geschehen lassen ohne Unterlass» Schweigeseminare mit Einbeziehung der spirituellen Dimension, 2017, in Vorbereitung

Urs Z. Rüegg, «Mystische Spiritualität und Ganzheitliche Therapie. Betrachtungen zu einem erweiterten Krankheits- und Heilungsverständnis in Psychotherapie, Psychiatrie und Medizin», unveröffentlicht

Ruhbach / Sudbrack, «Christliche Mystik», C. H. Beck Verlag, 1989

«Von den Namen zum Unnennbaren» aus Theologia Mystica, Johannes Verlag Einsiedeln, 1990

Christian Scharfetter, «Das Ich auf dem spirituellen Weg», 2. Auflage, Verlag Wissenschaft und Praxis, 2008

Ralf Stolina, Skript Habilitation «Konzeption negativer Theologie», Kloster Kappel, Juli 2015

Ralf Stolina, Vortrag mit Skript «Ich in Dir, Du in mir – zum Verständnis christlicher Mystik», Kloster Kappel, Juli 2015

«Taulers Weg nach innen», Blütenlese aus den Predigten zusammengestellt von Peter Huijs, DRP Rosenkreuz Verlag, 2009

Eckhard Wolz-Gottwald, «Die Mystik in den Weltreligionen», Verlag Via Nova, 2011

Webadressen

www.bibelwissenschaft.de, Luther Bibel
www.bibelwissenschaft.de/wibilex/das-bibellexikon/
www.ekd.de/glauben/apostolisches_glaubensbekenntnis.html
www.hinduism-today.com
www.genatem.com
www.palikanon.com
www.refbejuso.ch/grundlagen/bekenntnisse.html
Zürcher Bibel Genossenschaft Verlag der Zürcher Bibel, 2007, App für iPad und iPhone

Dank

Julia Vorrath (Lektorat)
Thomas Noack (Theologisches Lektorat)

Airyoga Zürich
Anemone Eglin
Silvia Lorenz
Manuela Peverelli
Urs Z. Rüegg
Max Scharnigg
Stephen Thomas
Christine Urfer
und allen meinen Lehrerinnen
und Mitstudenten

Janice Kaplan
Das große Glück der kleinen Dinge

Das Wetter ist schlecht, der Bus zu spät, die Supermarktschlange endlos – was für ein Tag! Aber Moment, es gab doch auch: warme Sonnenstrahlen im Gesicht, eine rührende SMS, den freundlichen Gruß des Nachbarn. War vielleicht doch nicht alles schlecht? Janice Kaplan hat ihr Leben ein Jahr lang unter das Motto der Dankbarkeit gestellt und dabei gelernt, positiver zu denken und Kleinigkeiten schätzen zu lernen. Gestützt auf Erkenntnisse aus Psychologie, Medizin und Philosophie schildert sie, wie drastisch sich unser Lebensgefühl verändert, wenn wir den Blick auf das richten, was wir haben – denn das ist gar nicht so wenig.

288 Seiten

MIX
Papier aus verantwortungsvollen Quellen
FSC® C083411
FSC
www.fsc.org

Das für dieses Buch verwendete Papier ist FSC®-zertifiziert.